全国中医药继续教育教材

实用中医药膳食疗学

朱向东　冯胜利　主编

中国中医药出版社
·北 京·

图书在版编目（CIP）数据

实用中医药膳食疗学/朱向东，冯胜利主编．—北京：
中国中医药出版社，2020.1（2023.1 重印）
全国中医药继续教育教材
ISBN 978-7-5132-6101-2

Ⅰ．①实…　Ⅱ．①朱…②冯…　Ⅲ．①药膳—继续教
育—教材　Ⅳ．①R247.1

中国版本图书馆 CIP 数据核字　　　　第 298058 号

中国中医药出版社出版

北京经济技术开发区科创十三街 31 号院二区 8 号楼
邮政编码　100176
传真　010-64405721
三河市同力彩印有限公司印刷
各地新华书店经销

开本 710×1000　1/16　印张 12.75　字数 195 千字
2020 年 1 月第 1 版　2023 年 1 月第 3 次印刷
书号　ISBN 978-7-5132-6101-2

定价　49.00 元
网址　www.cptcm.com

服 务 热 线　010-64405510
购 书 热 线　010-89535836
维 权 打 假　010-64405753

微信服务号　zgzyycbs
微商城网址　https://kdt.im/LIdUGr
官 方 微 博　http://e.weibo.com/cptcm
天猫旗舰店网址　https://zgzyycbs.tmall.com

如有印装质量问题请与本社出版部联系（010-64405510）

《实用中医药膳食疗学》
编委会

编 写 说 明

  中医药膳是将药、食相配，使两者互助增效，用于养生保健、预防及治疗某些疾病的特殊膳食，是极富中医特色的一种养生保健方法。本教材简述中医药膳基础理论，讲授药材、食材的性味，并介绍常用功效方、养护方，特别针对专病组织编写特色膳方，意在突出实用性。

  本教材共分五章。第一章以基础理论为主要内容，简述了中医药膳学的基本概念，包括以五脏整体观、阴阳五行施膳观、辨证论治施膳原则及"治未病"指导思想为主的中医药膳理论基础，中医药膳食疗的特点及分类等，还从辨证施膳、四时、体质、人群等方面概述中医药膳的应用，最后介绍药食材的甄选与加工方法。第二章介绍药膳常用药材、食材的性味归经、功效、营养成分。第三章承接上章内容，按膳方功效分为解表、清热、泻下、补益等十五类，详述每方的功效主治、食方组成、制作方法、使用注意，并对膳方进行食方分析，突出药膳中所体现的中医学思想。第四章针对四时调养、体质调养和人群养护，以及美容养颜、强健筋骨等养生保健用途，提出特色药膳方，是大众较为关心和使用频率较高的部分。第五章介绍了用于防治常见内科、妇科、儿科病症的食疗方，简便实用。

  本教材所载膳方制作简便，内容紧扣"药食同源"主题，既好吃，又蕴含中医学理论。本教材作为全国中医药行业继续教育教材，既适合中医营养专业人员学习，又适合各类健康人群、膳食爱好者，以及病患和家属选读。

《实用中医药膳食疗学》编委会

2020 年 1 月

目　录

第三章　中医药膳食疗常用功效方　　59

第五章　常见病症的中医药膳食疗方　　145

第一章

中医药膳食疗学基础

第一节　中医药膳食疗学基础理论

一、中医药膳食疗的基本概念

药膳是充分利用食物所含的营养及其兼具的某些功效，与药物有机结合，并按照人们的饮食习惯进行烹饪制作的特殊膳食。药膳将药食相配，既取食物之味，又用药物之性，药助食效以强身，二者相辅相成，相得益彰，用于养生保健、治疗或辅助治疗某些疾病，往往有较好的效果。中医药膳基于中医基础理论，它的应用也是在中医理论指导下进行的。

药膳中的药材是起主要疗效的原料，因此在烹饪加工的时候应尽可能保留有效成分。传统的药膳加工以煮、炖、蒸、焖为主，这些方法能使药物的有效成分最大限度地溶出。药膳之所以称为"药膳"，是其原材料中含有药物，但在烹调时如果以药物为表现主体，用膳者会感觉是在"用药"而不是"用膳"，势必影响食欲，也就无法达到食疗的目的。因此，药膳的制作必须将药物"隐藏"于食物中。

药膳制作也要注意药与食的搭配，避免药食禁忌。还要注意药膳与气候季节、地域环境、特殊群体、体质、病期等是否适应，如《金匮要略》言："所食之味，有与病相宜，有与病为害。若得宜则益体，害则成疾。"

药膳是去药物苦口之弊，以饮食的形式起补益身体、增强体质等作用，更能被人们广泛接受与应用。

二、中医药膳食疗的理论基础

1. 五脏为中心的整体观

人体是一个有机整体，机体内在的生理、病理变化与外在自然环境有着密切关系。这种自身的完整性及其与自然界的协调性和统一性，称为整体观。首先，脏腑与脏腑、脏腑与形体各组织器官之间通过经络相互联系，如脾合胃，主肌肉、四肢，开窍于口，其华在唇等；其次，脏腑功能既各司其职，又相互协作，如对食物的受纳、消化、吸收、运行和排泄活动，是通过脾、胃和大肠、小肠等脏腑共同完成。

2. 阴阳五行学说为基本施膳观

人体是一个有机的整体：其内部充满着阴阳对立、依存的关系。《素问·金匮真言论》说："夫言人之阴阳，则外为阳，内为阴；言人身之阴阳，则背为阳，腹为阴；言人身之脏腑中阴阳，则脏者为阴，腑者为阳。肝、心、脾、肺、肾五脏皆为阴，胆、胃、大肠、小肠、膀胱、三焦六腑皆为阳。"当机体阴阳动态失衡，人体对营养物质的吸收与消耗之间的动态平衡也随之被打破。"寒气者为阴邪，伤人之阳气；火气者为阳邪，伤人之阴液。"如多食生冷寒凉引起腹痛、腹泻、喜暖、肢冷、食欲不振等症，即是寒湿之邪损伤了脾胃阳气而出现一系列阴盛阳伤的现象。中医药膳学就是以调整阴阳，使其变化趋于动态平衡为根本目的。

中医学认为木、火、土、金、水五类物质及其运动变化是构成世界的基本，称为五行。五行学说对药膳学亦有重要指导作用。如酸入肝属木，苦入心属火，甘入脾属土，辛入肺属金，咸入肾属水。施膳时以五行学说为指导，如木克土，肝有病易伤及脾胃，凡见肝病患者，宜治肝兼以补脾健胃的药膳，以防传变，旨在"先安未受邪之地"。

3. 辨证论治的施膳原则

辨证施膳是辨证论治在食疗中的具体应用。为什么中医施膳要特别强调"证"？中医认为，证是机体在疾病发展过程中某一阶段的病理概括，包括了病变的部位、原因、性质以及邪正关系，反映出疾病发展过程中某一阶段的本质，因而它更全面、更深刻、更正确地揭示了疾病的本质。如部分高血压、肺结核和慢性尿路感染患者，均有头晕、耳鸣、腰酸、手足心热、失眠、盗汗、心悸等症状，辨证为阴虚火旺，都以滋阴降火为治疗原则，可以用雪羹汤、冰糖清炖银耳、梨浆粥等药膳调理。

4. 中医"治未病"思想指导

中医"治未病"思想是指在机体未发病之前，提高人体正气，增强抵御外邪的能力。《素问·四气调神大论》有"圣人不治已病治未病，不治已乱治未乱"；《灵枢·逆顺》有"上工治未病，不治已病"。

脾胃为后天之本，人体对饮食物进行消化、吸收并输布其精微营养五脏六腑、周身百骸从而充实气血津液、平衡脏腑阴阳、强健皮肉筋骨而不易被外邪所扰，因此顾护调理脾胃是"治未病"的关键环节。正所谓"五谷为养，五果为助，五畜为益，五菜为充，气味和而服之，以补精益气"。

三、中医药膳食疗的特点及功效

1. 中医药膳食疗学的特点　中医药膳食疗学，以中医基础理论为核心，在长期实践中，强调整体观念、辨证施膳、药食同源、药食性味功能统一；重视药与食的宜忌，保护脾胃之气，以增进药食的吸收和利用；吸取现代营养学观点，为机体提供比较全面的营养，逐渐完善并形成了当今之药膳学。毋庸置疑，中医药膳食疗的治疗效果比单纯营养食疗更为优越，这从中医药膳食疗学的特点中不难看出。

（1）以中医理论为指导：中医学把人体看成是一个以脏腑、经络为核心的有机体，把机体的内环境与外环境（自然界与社会）视为阴阳对立统一的矛盾双方，并认为疾病的发生与发展是整体阴阳失调和邪正相争的过程。因而对于局部疾病，在治疗时需从全身整体情况考虑。临床治疗如此，药膳食疗也应如此。辨证论治是中医学的另一特点。辨证是从四诊资料中得出证候，并依此决定治疗法则；论治是治疗的手段，是辨证的验证和实施阶段。辨证论治思想也同样适合于食疗的立法与处方。

（2）药、食的选择是以中药学为依据：在经过辨证论治全过程之后，随之而来的便是辨证施膳原则的确立，食与药的选择及其配伍。既往的实践经验证明，药膳中食与药的选择以中药学基础理论，即食与药的四气、五味、归经、升降浮沉等为依据。四气与五味，是中医临床用药一贯遵循的基本原则，同样适用于药膳的制方与配餐。任何一种药食，都有各自的性和味，而且在作用上是相互联系的，只有相互配合，才能有效地运用药膳防治疾病。

（3）强调脾胃为先天之本：中医学认为脾胃是人体脏腑中的重要器官，为机体提供必要的营养，故有"胃纳脾运"之说，两者具有不可分割的协同作用。所以，在运用药膳食疗的过程中，如何保护胃气，提高"胃纳脾运"的效率，最大限度地为机体提供必要的营养，是成功关键，也是古今中外营养学家共同关注的问题。因此，在食疗中必须注意"四时皆以胃气为本"。为了减少药物对脾胃产生的损害，提倡用药前先食疗，"食疗不愈，然后命药"，这也是药膳食疗价值的体现。

（4）提倡营养均衡：中医食疗主张广泛摄取营养。"五谷为养，五果为助，五畜为益，五菜为充"，是中医食疗全面摄取膳食营养的最早记载。制定药膳配方时既要以中药学理论为依据，又应参考现代营养学对饮食物成分的分析与研究，借鉴现代营养学的应用经验。

（5）践行饮食宜忌：中医传统食疗所论饮食宜忌范围甚广，既有通常所说的病中"忌口"，也有食物与食物或食物与药物的配伍禁忌，以及中药配伍中的"十八反"与"十九畏"。如《黄帝内经》中五味各有其所喜，如谷味酸，先走肝；谷味苦，先走心；谷味甘，先走脾；谷味辛，先走肺；谷味咸，先走肾；五脏病各有所宜，脾病者，宜食糠米饭、牛肉、枣、葵；心病者，宜食麦、羊肉、杏；肾病者，宜食大豆黄卷、猪肉、粟、藿；肝病者，宜食麻、犬肉、李、韭；肺病者，宜食黄黍、鸡肉、桃、葱；以及五脏病各有所忌，如肝病禁辛，心病禁咸，脾病禁酸，肾病禁甘，肺病禁苦等，至今仍有参考价值。

2. 中医药膳食疗的功效　中医药膳以养生保健、辅助治疗、康复理疗为主要功效。

养生保健药膳主要是供无病但体质偏弱的人，或是以强身、健美、益寿等为目的的健康人食用。辅助治疗药膳主要是针对病情，采用药膳治疗，尤其对慢性病最为适宜。康复调理药膳主要针对疾病和损伤所造成的功能障碍，通过药膳调摄，使之尽可能地恢复正常或接近正常水平。

四、中医药膳的分类

中医药膳的种类很多，如按食品原料属性分为禽肉类、蔬菜类、米面类和果实类；按加工特点分为菜肴类、粥食类、糖果类、饮料类和其他类；按作用特点分为滋补强身类、抗衰老类、健美类、益智明目固齿类；或根据病种不同分。

1. 按膳食工艺性状分类

（1）菜肴：此类药膳是以蔬菜、肉、蛋、鱼、虾等为原料，配一定比例的中药制成菜肴，如冷菜、蒸菜、炖菜、炒菜、卤菜等。

（2）米面食：此类药膳是以米和面粉为基本原料，加补益中药或性味平和的中药制成的馒头、汤圆、包子等食物。

（3）粥食：此类药膳是以米、麦等原料，加一定的补益中药煮成的半流体饮食。这类药膳可以用具有药用价值的粮食制成，也可以由中药和粮食合制而成。

（4）糕点：此类药膳按糕点的制作方法制成，花样繁多，一般由专业厂家或专业厨师制作。

（5）汤羹：此类药膳是以肉、蛋、奶、海味品等原料为主，加入中药，经煎煮而成的较稠厚的汤液。

（6）精汁：此类药膳是将中药原料用一定方法提取、分离后制成的有效成分含量较高的液体。

（7）饮料：此类药膳是将中药和食物压榨、煎煮或蒸馏制成的一种专供饮用的液体。

（8）罐头：此类药膳是将药膳原料按罐头制造工艺进行加工生产而成的一种食品。

（9）糖果：此类药膳是将中药加入糖料熬炼成的混合固体食品。

（10）蜜饯：此类药膳是以植物的干、鲜果实或果皮为原料，经药液煎煮后，再加入适量的蜂蜜或白糖制成。

2. 按药膳作用分类　药膳以保健强身、防病治病为目的，可使病者得到治疗，体弱者增强体质。

（1）滋补强身：此类药膳是供无病但体弱的人食用。它主要是通过调理脏腑器官组织的功能使之协调，从而达到增强体质、促进健康的目的。主要包括益气养血药膳、滋阴壮阳药膳及补肾、养肝、健脾药膳等。滋补强身类药膳应根据体质特点施用。益气常用党参、黄芪、白术、炙甘草、茯苓、山药、莲肉、扁豆、大枣等。养血常用熟地、何首乌、龙眼肉、当归、枸杞、桑葚等。滋阴常用天冬、麦冬、石斛、玉竹、龟板、鳖甲等。温阳常用附子、肉桂、巴戟天、韭子等。

（2）治疗疾病：此类药膳是针对病人的病情而制作的一种起治疗作用或辅助治疗作用的膳食。适宜慢性病患者长期服用，可起到治疗疾病的目的。按具体功能分为解表药膳、泻下药膳、清热药膳、祛寒药膳、消滞化积药膳、补益药膳、理气药膳、理血药膳、祛痰止咳药膳、息风药膳等。

（3）保健益寿：此类药膳是根据用膳者的生理、病理特点而制作，药性平和，起增进健康和抗衰老作用。它主要是通过提高机体免疫功能，从而达到促进发育、调理气血或抗衰延年的目的。可分为儿童保健药膳、妇女保健药膳和老年保健药膳。常用的药膳有人参防风粥、参麦团鱼、虫草鸭子、燕窝汤、银耳羹、杜仲腰花、乌鸡白凤汤、血藤河蟹、小儿八珍糕、芡实粥等。

第二节 中医药膳食疗的应用

一、中医药膳食疗的应用原则

中医药膳必须包含中药成分，具有药物的性能与功效，因而有治疗作用。这种疗效类食品，一般必须具有较明确的适应证方能施用，这与药物治疗是一致的。因此药膳不同于一般膳食，施用必须遵循一定的原则。这些原则包括平衡阴阳、调理脏腑、扶正祛邪、三因制宜、勿犯禁忌等。

1. 平衡阴阳　阴阳是概括人体生理、病理的基础理论。阴阳在正常状态下处于平衡，即所谓"阴平阳秘"；一旦发生偏盛或偏衰的变化，出现了不平衡，就成为病理状态，表现为不同程度的病证。调治时需遵循《内经》所说"谨察阴阳所在而调之，以平为期"。即审清阴阳的虚实盛衰，恰当地施用药食，以恢复阴阳平衡。

2. 调理脏腑　人体各组织器官以五脏为中心，通过相合、开窍、在体、其华相互联系，组成五大功能系统。每一脏都代表一个功能系统。如胆、筋、爪甲、眼、肝胆经脉均属于肝系统。临床多种病证均以脏腑功能失调为其主要机制，表现为各脏的或虚或实，或虚实兼见。五脏之间又存在相互资生、相互制约的生理状态及相互影响的病理变化，对脏腑功能的调治，就是消除病理状态，恢复人体的生理功能。研制膳方也应以一个系统为主，兼顾相关系统。

3. 扶正祛邪　中医学认为人体所以致病，是由于病邪的侵袭，制约或损伤了正气，扰乱了人体的脏腑、气血、阴阳，治疗的目的就是祛除邪气，扶助正气，以正胜邪却，恢复健康。若"正气内存"，则"邪不可干"，若"邪之所凑"，则"其气必虚"。故病证总与正虚和邪犯相关。邪气有外来和内生的区别，正虚有虚甚和被制约的不同。施膳制方时必须认识是正虚为主，还是邪盛为主；是内生病邪，还是外侵病邪，然后决定施膳方法。其基本原则是，邪气盛必须先祛邪，使邪去正复；正气虚甚者宜以扶正为主，使正气复而邪自却。如果邪盛而补正，或正虚而攻邪，都会使病证进一步发展，甚或恶化。

4. 三因制宜　三因制宜是指"因人、因时、因地"制宜。人有男妇、老幼、壮衰的不同，对病邪的抵抗力、病后恢复能力等均存在明显差异。时序有四时寒暑的变更，人体的阴阳气血随之变化，在病程中对病邪的抗御能力亦不同。地理有南北高下，环境有燥湿温凉，也对人体正气产生很多影响。由于这些差异的存在，对同一病证的施膳就不能千篇一律，必须根据各自的不同状态，制定相应的措施，才能达到良好的调治效果。

5. 勿犯禁忌　禁忌，是药治与药膳应用时均需注意的问题。禁忌表现在几个方面：一是有些药相互之间不能一起配伍应用，如中药配伍的"十八反""十九畏"。二是某些特殊状态时的禁忌，如妇女妊娠时，生理状态发生了变化，胎儿的生长发育易受外界影响，因而有妊娠禁忌，主要禁用一些性能峻猛或毒性剧烈的药，如大戟、芫花、巴豆等；以及破血逐瘀类药，如水蛭、三棱、莪术等；催吐类药，如瓜蒂、常山、藜芦等；通窍攻窜类药，如麝香、穿山甲等，以防伤胎、动胎。三是用膳禁忌，俗称忌口，指在应用某些药或药膳时不宜进食某些药、食。如服用治疗感冒的药膳时，不宜进食过分油腻的食物，以防滞邪；用常山时忌葱，用地黄、首乌忌葱、蒜、萝卜。四是病症禁忌，某些病症也需禁忌某些食物，如高血压禁辛辣，糖尿病忌高糖饮食，体质易过敏者当忌鱼、虾等。

二、中医药膳食疗的应用策略

1. 辨证施膳

药膳食疗学中药物和食物的配伍组方与临床施膳，都是以中医学基本理论为指导，尤其是辨证论治理论的应用，突显出中医药膳食疗的特点。中医学在认识和防治疾病过程中，讲究理、法、方、药，"组药有方，方必依法，定法有理，理性有据"，用药治疗如此，辨证施膳也是如此。在正确辨证的基础上，确立治则与治法，针对具体证型，依据药物和食物的性能选择、调配、组合成药膳食疗方，运用药食之性能矫正脏腑功能之偏，使之恢复正常，或增强机体免疫功能和抵抗力。

2. "君臣佐使"配伍原则

药膳的配伍，是指在中医基础理论和药膳学理论指导下，在对机体状态清楚认识的前提下，将两种以上的药膳原料按一定原则配合运用，以达到增强效能的目的。

不同的药膳原料有不同的性味功能，配伍是将不同原料进行有机组合，而不是各种原料的堆集、杂合。《素问·至真要大论》谓："主病之谓君，佐君之谓臣，应臣之谓使。"这成为中医组方配伍的"君、臣、佐、使"配伍原则，也同样是药膳配伍原则。另外，药膳的配伍是辨证施膳的最终表现，其效能决定于药膳辨证的正确与否。在辨证的前提下，各种药膳原料经恰当配伍，能够起到相互协同增效、限制偏性等作用，使药膳发挥更好的功效。

必须注意的是，药膳作为特殊的膳食，与平常膳食相似处多，而与专用于治疗的中药方剂有很多不同点。一是大多数情况下，药膳方都必须与传统的食物相配，以成为"膳食"，因而与方剂的药物组方不同；二，因为是"膳食"，故其药物相对味数少而量重，除酒剂和少数膳方配伍药物味数多以外，大部分药膳方的药物多在一二味或几味间，就配伍的君、臣、佐、使原则而言，不如方剂的药物配伍那样繁杂。这也是药膳的特点之一。

3. 因时施膳

人与自然是一个统一的整体。自然界的一年之中有四季变换，而人的生理活动也会随之变化。应用食疗药膳应随气候而因时制宜。如春天阳气升发，高血压病人容易发病，此时不宜过食辛热动火的食物，以防止血压升高、大便燥结，可以择用绿色清淡的蔬菜及荸荠、鸭梨之类的水果。冬天是万物收藏的季节，阴气盛极，阳气潜伏，当择用补益作用较强的食物，或者制成药膳，如八珍鸡饭、狗肉粥、虫草红枣炖甲鱼等。元代的忽思慧在《饮膳正要》中言："春气温，宜食麦以凉之；夏气热，宜食菽以寒之；秋气燥，宜食麻以润其燥；冬气寒，宜食黍以热性治其寒。"

4. 根据体质施膳

体质不同的人可根据食物性味的不同，选择食用某类食物调补身体。如阳虚的人需温补，选牛肉、羊肉、狗肉、干姜等甘温、辛热类食品补助阳气；而阴虚的人需清补，选百合、淡菜、甲鱼、海参、银耳等甘凉、咸寒类食品养阴生津。在日常生活中，偏热的体质或热性疾病，可选用性质属寒的食品。瓜果、蔬菜中性寒者偏多，如梨汁、藕汁、橘汁等，可用于清热、止渴、生津；西瓜、茶水等，可清热、利尿。

5. 因人施膳

古代医家强调妇女怀孕期间，要适当多吃鱼、肉、蛋、鸡、鸭、新鲜蔬菜、水果，食物要以可口、清淡为宜，反对过食生冷、油腻、辛辣之品，否则会助湿生热，可致胎动不安，新生儿则多发疮疡。对于婴幼儿的食物摄入，古代医家也积累了宝贵的经验，如"宁饥勿饱""乳勿过量""半年以后宜陈米稀粥，十月以后渐与稠粥烂饭""周岁断乳"等。对于婴儿的喂养首先强调以母乳为主，其间母体更要注重食物营养的摄入，应该选择含高蛋白、高热量、维生素丰富的食品。

儿童时期生长发育迅速，对营养摄入的要求也高。中医学认为，脾胃为后天之本，因此在食物的选择上，特别要注意健脾强胃，可以多选用鸡蛋、猪瘦肉、猪骨、谷芽、山药、山楂等。同时要注意避免一些妨碍脾胃运化的食物。

青壮年时期生机旺盛、精力充沛，对食物的摄入更应注意营养。首先要养成良好的饮食习惯，不能因工作学业繁忙而过饥过饱。其次，由于生活紧张或压力过大，可能造成心脾不足或心肾亏虚，除加强食物营养外，还可以选择服用一些具有养心安神功效的食物，如百合、莲子、枸杞子等，或者具有补肾养心功效的食物如灵芝、猪腰、鱼鳔等。

老年时期对食物的摄入更要注意。由于正气逐渐虚衰，脾的运化、肾的封藏功能日益不足，此时更宜通过食物的摄入以达到滋补强壮的目的，可选用的食物有胡桃肉、黑芝麻、枸杞子、蜂蜜、海参等。

三、药食材的甄选与加工

1. 中医药膳原料选择原则

首选品质上乘，营养成分含量高的食材和药材，且利于人体吸收。《神农本草经》中所谓上品为"主养命以应天，多服、久服不伤人。欲轻身益气，不老延年者"。其中大部分为药食同源者，如苦瓜、红枣、芡实、蜂蜜、牛肉等。此外，多选用道地药材。道地药材是指历史悠久、产地适宜、品种优良、产量宏丰、炮制考究、疗效突出、带有地域特点的药材，如甘肃本地以党参、黄芪、当归、大黄、甘草见长。

药食材的采收时节和方法与确保其质量有密切关联。因为动植物在其生长发育的不同时期所含成分的品种和量略有不同，导致其疗效及保健作用有较大差异。如枇杷叶、荷叶等叶类药食材需在花蕾将放或正盛开时采收，此时叶片茂盛、药力雄厚；如莲子、银杏等种子类药食材通常在果实成熟后采集；天麻、玉竹、红薯等根茎类药食材一般于早春或深秋采收。

2. 中医药膳食疗原料的初加工

（1）前处理原则　中医药膳食疗原料的初加工就是将原料中不符合食用卫生要求的部位予以清除和整理加工的过程。

①必须注重原料的整洁卫生：在市场上购进的各种原料大部分都带有污秽杂物，有些原料本身还带有一些不能食用的部分，这些污秽杂物和非食用部分都必须经过洗涤、刮剥、整理并予以清除。如食材要洗净泥沙、去除杂物，鱼类则要去除鱼鳞、鱼鳃、内脏等。

②保持原料的营养成分：在进行原料初加工时，要尽量减少原料的营养损失。如有些原料不能漂水，初加工时只需将原料表面清洗干净。

③必须注意原料在初加工时的色、香、味、型、养、效不受影响：这是初加工最主要的目的。加工处理时影响药膳食疗制品的物质和异味等必须处理干净，为精加工提供保障。如杀鱼时切不可用刀拍头，否则会造成活鱼体内积血而影响鱼肉的色泽与鲜味；又如杀鸡时要把血放尽，否则会使鸡肉变红而影响质量；对于带有腥味的原料则需要冷水焯水，使其内部血水流尽，达到去除腥味的目的等。

④注意原料形状的完整和美观：在初加工分部取料和出骨的过程中，清楚各个部位的用途，下刀准确，操作熟练。

⑤合理利用原料和贯彻节约原则：在原料初加工的洗涤、刮剥、整理、拆卸等过程中，既要清除污秽和不能食用的部分，又要考虑到低下料可用部分的处理，以免造成原料的浪费。

（2）处理方法

①植物原料：因食用部位不同有所区别，通过各种方法去除不能食用的部分，再用清水洗净，以备后续处理。如叶类可摘剔、洗涤；茎类可掐、撕、剥、刮、削等处理后浸泡入冷水以保色；根类可刮、削；果类可刮、削、切、撕；花类可掐、摘、刮、切等。

②动物原料：家禽分活禽和光禽，前者需宰杀—烫毛—褪毛—开膛—洗涤，后者开腹去除内脏后洗净；畜类去除有害腺体、杂毛后剔骨削肉，按用途取料，如需要初步熟处理的，再进行熟处理；水产品宰杀后去除腺体、内脏等非食用部分，清洗干净。

（3）药膳食疗中药材的常用炮制处理

①炒：将药物置锅中加热，不断翻动，炒至一定程度取出。根据炒法的操作及加辅料与否，可分为清炒法（单炒法）和加辅料炒法（合炒法）。在药膳食疗中多用单炒法中的炒黄法及合炒法。炒黄，就是将药物炒至表面微黄或能嗅到药物固有的气味为度，如炒牛蒡子、炒苏子；加辅料炒法是根据所加辅料的不同而分类，多用麦麸炒和米炒。

②炙：将药物与液体辅料共置锅中加热拌炒，使液体辅料渗入药物组织内部或附着于药物表面，以改变药性，增强疗效的方法称炙法。常用于药膳食疗中的液体辅料有蜜、酒、姜汁等。如蜜炙百部、款冬花、枇杷叶可增强润肺止咳作用；酒炙川芎、当归、牛膝可增强活血之功；盐炙杜仲、补骨脂可引药入肾和增强补肾作用。

（4）药材炮制的作用目的

①矫味、矫臭，便于服用：一些动物药及具有特殊气味的药物，经过麸炒、酒制等处理后，能起到矫味和矫臭的作用，如酒制乌梢蛇、麸炒白僵蚕等，以便服用。

②增强药物功能，提高临床疗效：如麻黄、紫菀、款冬花蜜制可增强润肺止咳作用，大黄酒制后活血作用增强，淫羊藿用羊脂炒后能增强补肾助阳作用。

③改变药物性能，扩大应用范围：如生地黄功专清热凉血、滋阴生津，而酒制成熟地黄后则成补血滋阴、益精填髓之品。由此可见药物经炮制之后，可以改变性能，扩大应用范围，使之更适应病情的需要。

④引药入经，便于定向用药：药物经炮制后，可以在特定脏腑经络中发挥治疗作用，如知母、黄柏、杜仲经盐炒后，可增强入肾经的作用，便于定向选择用药。

3. 中医药膳食疗原料的初步熟处理

药膳食疗原料初步熟处理，是指经过加工整理的药膳食疗原料放入水锅、蒸锅中，利用不同的传热介质进行初步加热，使其成为半熟品，以备正式药膳食疗烹调之用的加工过程。

（1）水加热处理工艺　水加热处理是指把经过初加工后的药膳食疗原料，放入不同温度的水（汤）锅中加热至一定状态，以备进一步切配成形或正式烹调之用的工艺。

①焯水：又称烫、出水、水锅、煠等，是指把经过初加工后的原料，

放入水锅内短时间加热后捞出的热处理方法。这种方法可除去腥臊异味，缩短原料正式烹调时间，保持其鲜艳的色泽和脆嫩度。其中包括放入冷水锅后逐步升温加热，以及放入热水锅中稍沸后随即取出。

②水煮：它与冷水焯较为接近，都是以水为传热媒介，都是对原料进行较长时间加热，水煮则是使原料由生变熟，形成软烂或接近软烂的质感。水煮仅适用于质地较老韧、难软烂的原料，如猪蹄膀、猪爪、猪排骨、猪方肉等。

（2）蒸汽热处理工艺　蒸汽热处理是将加工整理过的药膳食疗原料放入蒸锅（蒸箱）中，以常压蒸汽或高压蒸汽为传热介质，进行热处理的一种操作工艺。

①旺火沸水徐缓蒸法：旺火沸水长时间蒸法是用旺火加热至水沸腾，经较长时间将原料蒸制成熟或烂熟的半成品的一种操作工艺。

②中火沸水徐缓蒸法：中火沸水徐缓蒸法是用中火加热至水沸，徐缓地将原料蒸成鲜嫩细软的半成品的一种操作工艺。

4. 中医药膳食疗原料的成形加工

（1）成形加工原则　药膳食疗原料成形加工，是指经过整理后的药膳食疗原料，根据药膳食疗制作或食用的要求，运用各种不同的刀法，将药膳食疗原料切成一定形状的操作工艺过程，是药膳食疗制作中的重要工艺之一。随着药膳的发展，药膳食疗原料成形加工已不局限于改变原料的形状和满足食用的要求，而是进一步美化原料或食物的形状，使药膳食疗菜肴不仅美味可口，而且形象美观，绚丽多彩，更具艺术性。

药膳食疗原料成形加工要服从加工制作的要求和肴馔色、香、味、形、养、效的和谐。药膳食疗成形加工讲究刀工刀法，简单说来可分为四大类，即平刀法、斜刀法、直刀法、混合刀法。在四大类刀法的基础上演变出劈、斩、切、片、剁等具体刀法，根据原料的不同用途、不同形状、不同规格，经过精心设计和合理搭配，令药膳食疗成为精美的"艺术品"，给人以造型和彩色的美感，使人心情愉悦而胃口大开。

（2）制备要求

①适应药膳食疗制作的需要：由于药膳食疗有多种制作方法，这就要求原料的形状也要适应药膳食疗制作方法的需要。因此，药膳食疗制作前就要用不同的刀法对原料进行处理。

②规格整齐、均匀：原料经刀工处理后，不论是丁、丝、片、块、

条、粒、颗等形状都应做到粗细均匀、长短相等、厚薄一致、大小相称、互不牵连、清爽利落。

③掌握质地，因料而异：药膳食疗原料有老、嫩、软、硬、脆、韧之分，有带骨、无骨，肉多骨少或骨多肉少之别。刀工处理时，必须根据原料质地的不同运用不同的刀法处理。

④原料形式美观：同一原料，运用不同的刀法，加工成不同的形状，就会使药膳菜肴形式多样。在不影响药膳效果的前提条件下应讲究原料的形态美观。

⑤同一药膳中各种原料间形状的配合：每种药膳食疗基本是由主料与辅料配合组成。进行刀工处理时，辅料形状应服从主料形状，并以加工成同一形状为宜，而且辅料应略小于主料。

⑥合理使用原料：这是整个药膳食疗制作过程中的一个重要原则。刀工对于这一原则的贯彻，更具重要的意义。刀工处理时，必须注意计划用料，量材使用，做到大材大用，小材小用，落刀成材，综合利用，物尽其用。

（3）成形加工目的

①便于食用：整只或整块原料是不便于食用的，必须改刀，切成丁、块、丝、片等形状，既利于加工制作，又便于食用。

②便于入味：整只或大块原料，在加工制作时如果不经过刀工处理，调味料不易渗入原料内部。

③整齐美观：经过刀工处理后，能切出整齐美观的各种形状，使制作出来的菜肴更加美观，增进就餐者食欲。

（4）刀法运用

①块：块的种类很多，常用的有象眼块（菱形块），大、小方块，长方块（骨牌块），梳子块，滚刀块（滚料块），三角块等。前三者可采用直切、推切、推拉切、直砍等方法；后三者则可采用滚料切的方法。原料的形状决定于加工制作的需要和原料的性质。用于烧、焖的块可稍大些；用于熘、炒的块可稍小些；原料质地松软、嫩脆的块可稍大些，质地坚硬而带骨的块可稍小。对某些形状较大的药食材料还应在其背面剞上十字花刀，以便于烹制时受热均匀、入味。

②片：将原料制片的刀法有两种。切法为最常用的制片法，特别适用

于性韧、细嫩的原料，如各种肉类可用推切和推拉切，蔬菜类可用直切；片法适用于一些质地较松软，直切不易切整齐或者形状较扁小，无法直切的原料，如形体薄小的各种肉类、鲜鱼、鸡肉等的制片。不论采用哪种方法，都应先将原料去皮瓤、筋、骨，改成适合切成片的形状后再进行制片。片因形状大小厚薄不同，可分为柳叶片、骨牌片、长方片、菱形片、指甲片、半圆片、连刀片、扇面片等。应根据加工制作方法的不同选用，如汤菜、熘菜用的片要薄些；爆炒用的片则可稍厚；质地松软易碎烂的原料，如豆腐片、鱼片、土豆片需要厚些；质地较硬或有韧性的原料，如牛肉片、猪肉片、羊肉片、笋片等，则可稍薄。

③丝与条：切丝时，一般先将原料加工成片，然后把片排叠起来再切成丝。丝根据粗细分为帘子棍（0.4cm）、火柴棍（0.3cm）、细丝（0.2cm）、银针丝、牛毛丝等，可根据加工制作的要求与原料的质地不同选用。条的切法和形状都与丝相似，也可根据其粗细、长短分为大一字条、小一字条、筷子条、象牙条等。

④丁、粒、末：通常1cm至2cm见方的小块为丁。丁的成形一般是先将原料切成厚片，将厚片切成条，再将条切成丁。丁的大小决定于条的粗细与片的厚薄，切丁的刀距一般与条的粗细相同。粒的形状较丁小，大的如黄豆，小的如绿豆，粒的成形与丁的成形相同。末的大小如小米或油菜籽，一般是将原料剁、铡成细末，常用有肉末、姜末、葱末、蒜末等。

5. 中医药膳食疗的烹调

（1）烹调原则　药膳食疗的烹调是指经过加工整理的药膳食疗原料，运用加热和调味等基本技法，制成不同菜肴的操作工艺过程。

药膳食疗的烹调和普通食材的烹调大同小异，不过根据药材的特性要仔细选择烹调方法，以免损失药材的药性。常用的烹调方法有炖、焖、煨、蒸（包括粉蒸、包蒸、封蒸、扣蒸、清蒸）、煮、熬、炒（包括生炒、熟炒、滑炒、干炒）、卤、烧、熘等。辅助治疗性药膳以炖、焖、煨、煮、熬、蒸等为主要方法和最佳方法；强身健体、延年益寿的药膳多以炖、焖、煨、蒸、煮、熬、炒、卤、烧、熘等多种烹调方法制作。从药膳食疗原料的质地和性味来看，清鲜芳香者，烹调时间宜短，多采用爆炒、热焯等方法；味厚浓郁滋腻之品，烹调时间宜长，采用炖、煨、蒸的方法效果较好。

（2）处理方法

①炖：炖是把药膳食疗原料放在器皿内加汤水及调味品，先用旺火烧沸，然后转成中小火，长时间加热的制作方法。炖法应用小火加热时间比较长，原汁原味，菜汤各半，质地酥烂，鲜味醇香。适宜制作食补类药膳，菜品的特点是酥烂味厚，清鲜爽口，如百合银耳炖冬果梨、清炖甲鱼、冬瓜盅等。

主要方法有2种。第一是清炖，将焯烫处理过的药膳食疗原料放入容器内，加足汤水、调料，加盖密封，烧开后改用小火长时间加热。清炖吃其原汁原味，色泽多为白色，原料可是完整鸡、鸭，块状牛羊肉、排骨、肘子、猪蹄等，如锅仔竹丝鸡。第二种是隔水炖，将焯烫过的原料放入容器中，加汤水、调料密封，置于水锅或蒸锅内，用开水或蒸汽进行长时间加热，使热量不断传入容器中，使原料熟透，组织分解，溢出鲜味。

②焖：焖是将经过初步熟处理后的药膳食疗原料放锅中，加适量调料和汤汁，盖紧锅盖烧开，用中小火长时间加热成熟的制作方法。焖法可使菜肴形态完整，不碎不烂，汁浓味厚，酥烂鲜醇，如当归红枣焖羊肉。

主要有2种方法。第一种是红焖，一般是将原料加工成形，先用热油炸，或用温开水煮一下，使外皮紧缩变色，体内一部分水排出，外表蛋白质凝固，然后装入陶器罐中，加适量汤（水）和调料，加盖密封，先用旺火烧开，随即转成微火，焖至酥烂入味为止。第二种是黄焖，又叫油焖，把加工成形的原料经油炸或煸成黄色，排出水分，放入器皿中，加调料和适量汤汁，加盖焖2小时左右（老鸡可更长些），直至酥烂入味后捞出，盛入盘内，原汤加湿淀粉调汁，浇在上面即成。

③煨：煨是将经过炸、煎、煸、炒或水煮的原料放入容器中，加适量汤汁和调料，用旺火烧开，撇去浮沫后加盖，小火长时间加热的制作方法。煨是火力最小、用火时间最长的半汤菜，不勾芡，一般以质地坚韧、块形较大或整料的原料为主。多种原料下锅时均应做不同处理，性质坚实、能耐长时间加热的原料可以先下锅，耐热性差（大多为辅料）在主料煨制半酥时下入，加热时要严格控制火力，汤面保持微沸而不沸腾。制品特点是汤汁浓稠，汤菜各半，质地酥软，口味醇厚，如蕨麻煨

小鸡。

④煮：煮是将药膳食疗原料（生料或经过初步熟处理的半成品）放于多量的汤汁或清水中，先用旺火烧沸，再用中、小火加热制熟的制作方法。煮法是用途最广泛、功能最齐全的烹调方法，既可以煮菜也可以煮粥，是药膳食疗粥品的主要制作方法，也是一种健康的饮食方式，适用于体小、质软的原料。因食材质地不同，初步熟处理方法不同，制作时要注意食材下锅的顺序。所制食品汤宽汁浓，口味清鲜、滋味醇美，如补气益血药膳粥。

⑤烧：烧是将经过炸、煸、煎或水煮的原料加适量汤或水、药材和调味品，用旺火烧开，再改用中小火使之入味，最后用旺火收浓卤汁或淋少许水淀粉的制作方法。烧菜的特点是卤汁少而稠浓，原料质地软嫩，味道鲜醇，如白果烧猪蹄。

主要方法有2种，一种是红烧，主料多经过熟处理，再加入汤和调料，用急火烧开，再改用慢火烧，使味渗入主料内部，或收浓汤汁，或再用水淀粉勾芡。另一种是白烧，一般不放酱油，经煮或蒸、烫、油滑之后，再进行烧制。

⑥蒸：蒸是将药膳食疗原料经基本调味后加药材用器皿盛装上屉，用蒸汽加热成熟的制作方法。中国是世界上最早使用蒸汽烹饪的国家，并用至今。

蒸菜的原料以蒸汽为传热介质加热制熟，原料内外的汁液不像其他加热方式那样大量挥发，鲜味物质保留在菜肴中，营养成分不受破坏，香气不流失，不需要翻动即可加热成菜，充分保留了菜肴的形状完整，加热过程中水分充足，湿度达到饱和，成熟后的原料质地细嫩，口感软滑。蒸类菜肴的用料广泛，多选用质地老韧的动物性原料、质地细嫩或精细加工后的茸泥原料以及涨发后的干货原料，如鸡、鸭、牛肉、海参、鲍鱼、鱼、虾、蟹、豆腐和各种鱼虾原料茸泥等。原料的形状以整只、厚片、大块、粗条为主，如虫草粉蒸排骨。

主要方法有2种。第一种是清蒸，是指单一主料，单纯口味（咸鲜味），原料直接调味蒸制。其原料要洗涤干净，选料时表面要白净，体形较大的可剞一些花刀，加热时需控制好时间，调味要清淡。菜品汤清味鲜质嫩。第二种是粉蒸，是指原料经切制，调味浸渍后，用适量的炒米粉拌和均匀，装入器皿中上笼蒸制的方法。其原料加工形状以片、块为主，需掌握好原料与米粉的比例，蒸制时间根据菜肴质感而定。菜品蒸制的软糯滋润，醇浓香鲜。

蒸制的火候时间要求有 3 种：第一种旺火沸腾水速蒸，原料要求质地鲜嫩，菜肴质感鲜嫩，只蒸熟不蒸酥；第二种旺火沸水长时间蒸，原料一般质较老，体形较大，菜肴质感酥烂软糯；第三种中小火沸水徐徐蒸，原料质较嫩或茸泥类，菜肴质感鲜嫩，保持外形。

第二章

中医药膳食疗常用药食材料

药食同源指许多食物和药物之间并无绝对的分界线,《淮南子·修务训》曰:"神农尝百草之滋味,水泉之甘苦,令民知所避就。当此之时,一日而遇七十毒。"认为神农时代药与食不分,无毒可就,有毒避之。医学家将中药寒、热、温、凉"四性"和辛、甘、酸、苦、咸"五味"理论运用到食材中,认为食物也具有不同的性和味,对人体的作用也有明显的区别。宋代《太平圣惠方》中列出了对 28 种疾病进行食疗的具体方法,如水肿病人食黑豆粥,咳嗽病人食杏仁粥,明确了日常饮食对于临床治疗的重要意义,唐代《备急千金要方》更是设"食治方"专卷,收载果实、蔬菜、谷米、鸟兽类药食同源食物达 154 种。

同时,人们也常将不少中药作为日常食品来服用,如枸杞子、首乌、冬虫夏草、薏苡仁、金银花、西洋参等。正是由于食物、药物之间同源的特性,中医常把食物的主要功用与药物联合,催生出"药膳食疗"。"食药同源""凡膳皆药"的理念始终贯穿于老百姓的日常生活之中,并发挥着重要的扶正祛邪、预防疾病、养生保健的作用。

第一节　中医药膳常用的食材

一、中医药膳食材的四气五味

1. 食物的四气　食物有"四气",即寒、热、温、凉。"四气"又称"四性",主要依据食物被人食用后引起的反应而定。通常将食物的四气分为温热和寒凉两大类,以及介于四气之间而无明显偏颇的平性。

温热食物大多具有温中、助阳、散寒、活血、通脉之功,可以减轻或消除寒性病证或瘀血,扶助人体阳气,适于体质虚寒者或冬令季节食用。如羊肉、牛肉、鸡肉、鸽肉、红糖、小茴香、葱、姜、韭菜、大蒜、辣椒、胡椒、荔枝、桂圆等。

寒凉食物大多具有清热、解毒、泻火、滋阴、生津之功，可以减轻或消除热性病证，养护人体的阴液，适于体质偏热者或暑天食用。如苦瓜、黄瓜、丝瓜、萝卜、魔芋、银耳、猪肉、鸭肉、绿豆、甲鱼、海带、甘蔗、香蕉、梨、西瓜等。

平性食物的作用缓和，无明显副作用，应用范围较广。如南瓜、土豆、山药、香菇、胡萝卜、黑木耳、莲子、蜂蜜、粳米、玉米、黄豆、豌豆、白糖、鸡蛋、鲈鱼等。

2. 食物的五味　食物还有"五味"——酸（涩）、苦、甘（淡）、辛、咸。五味主要是根据食物本来的滋味划分。不同味的食物具有不同的作用。

酸味食物如柠檬、乌梅、杨梅、山楂等，富含有机酸，具有收敛固涩、生津止渴、涩精止遗之功，多用于肝气升发太过、虚汗、久泻久痢、遗精遗尿等病证，但过食易致痉挛。

甘味食物如大枣、糯米、甘蔗等，富含糖类，具有补虚和中、健脾养胃、滋阴润燥、缓急止痛之效，多用于防治脾胃虚弱、气血不足、阴液亏耗等病证，但过食则壅塞气机。

苦味食物如苦瓜、莲子心、苦杏仁等，多含生物碱、苷类、苦味质等，具有清热燥湿、泻下降逆之力，多用于热性体质或热性病证、肿瘤、便秘等，但过食则骨重。

辛味食物如生姜、八角、辣椒、花椒、大蒜、洋葱、韭菜、茼蒿等，大多含有挥发油，具有散寒、行气、活血之功，多用于感冒、气滞、血瘀、湿滞、痰阻等病证，但过食则有气散和上火之弊。

咸味食物如食盐、河蟹、海带、紫菜等，含钠盐较多，具有软坚、散结、润下之效，多用于治疗肿瘤、便秘等，但多食可致血凝。

五味之外，还有淡味、涩味。一般将淡味与甘味并列，即"淡附于甘"，而将涩味与酸味并列，即"涩附于酸"。淡味食物具有渗湿、利尿的功效，涩味食物具有收敛、固涩的作用。

二、谷物类

1. 谷类

名称	性味归经	功效	营养成分
粳米	甘，平，入脾、胃	补中益气，健脾和胃，除烦渴，止泻痢	每100g 粳米中约含蛋白质 6.7g，钙 7mg，铁 2.3mg，维生素 $B_1$0.16mg，维生素 $B_2$0.05mg，烟酸 1mg，以及亮氨酸 610mg，苏氨酸 280mg，苯丙氨酸 394mg，赖氨酸 255mg 等
糯米	甘，温，入脾、胃	补中益气，健脾暖胃，固表止汗	每100g 糯米中约含蛋白质 7.3g，叶酸 18.7μg，膳食纤维 0.8g，核黄素 0.04mg，烟酸 2.3mg，维生素 E 1.29mg，钙 26mg，磷 113mg，钾 137mg，镁 49mg，铁 1.4mg，锌 1.54mg，硒 2.71μg 等
荞麦	甘，凉，入脾、胃、大肠	开胃宽肠，下气消积	每100g 荞麦中约含蛋白质 9.3g，脂肪 2.3g，碳水化合物 73g，膳食纤维 13.3g，胡萝卜素 2.2μg，钙 154mg，磷 113mg，钾 439mg，钠 5mg，镁 193mg，铁 10.1mg，锌 2.9mg，硒 1.31mg，铜 14mg，锰 1.31mg
高粱	甘，温，入脾、胃	和胃，消积，温中，涩肠胃，止霍乱	每100g 高粱米中约含蛋白质 8.4g，脂肪 2.7g，碳水化合物 75.6g，粗纤维 0.3g，钙 17mg，磷 188mg，铁 4.1mg，硫胺素 0.14mg，核黄素 0.07mg，烟酸 0.6mg，维生素 $B_1$0.26mg，维生素 $B_2$0.09mg
粟米	甘、咸，凉，入肾、脾、胃	和中，益肾，除热，解毒	每100g 粟米约含蛋白质 8.9g，脂肪 3.0g，碳水化合物 67.7g，维生素 E162mg，以及多种矿物质和微量元素，淀粉、糖类、钙、磷、铁和烟酸等
薏苡仁	甘、淡，微寒，入脾、胃、肺	利水渗湿，健脾止泻，除痹，排脓，解毒散结	每100g 薏苡仁中约含蛋白质 9.4g，脂肪 2.7g，碳水化合物 66.5g，维生素 $B_1$0.33g，维生素 $B_2$0.13mg，烟酸 7.9mg，维生素 E 0.22mg，膳食纤维 4.9g，还含有磷、铁、钙、锌、钾等矿物元素

2. 豆类

名称	性味归经	功效	营养成分
绿豆	甘，凉，入心、胃	清热解毒，解暑除烦，利水消肿	每100g绿豆含蛋白质21.6g，脂肪0.8g，膳食纤维6.4g，碳水化合物55.6g，胡萝卜素13mg，视黄醇22mg，硫胺素0.25mg，核黄素0.11mg，烟酸20mg，维生素E10.95mg，钾787mg，钠3.2mg，钙81mg，镁125mg，锰1.11mg，锌2.18mg，硒4.28mg，富含赖氨酸、亮氨酸、苏氨酸，多种不饱和脂肪酸，磷脂酰胆碱、磷脂酰乙醇胺等
赤小豆	甘、酸、平，入心、小肠	利水消肿，解毒排脓	每100g赤小豆中含蛋白质21.7g，脂肪0.8g，糖类60.7g，粗纤维4.9g，钙76mg，磷386mg，铁45mg，硫胺素0.43mg，核黄素0.16mg，烟酸2.1mg
蚕豆	甘，平，入脾、胃	健脾，利湿。适用于膈食，水肿	蚕豆营养极其丰富，蛋白质含量平均为30%，含8种必需氨基酸，淀粉含量48%，且以直链淀粉为主，脂肪0.8%，其中饱和脂肪酸占11.4%，不饱和脂肪酸占88.6%。蚕豆中含硫0.23%、磷1.2%、铁0.5%、镁0.14%、钙0.19%等多种矿物质，也富含维生素、烟酸
扁豆	甘，微温，入脾、胃	健脾和中，消暑化湿	每100g扁豆含蛋白质23.7g，脂肪1.8g，碳水化合物57g，钙46mg，磷52mg，铁1mg，锌2.44mg

三、蔬菜类

1. 茎叶类

名称	性味归经	功效	营养成分
芹菜	甘，凉，入肝、肺、胃	平肝清热，祛风利湿，除烦消肿	每100g芹菜含有碳水化合物3.9g，维生素A10μg，钙152mg，蛋白质0.8g，维生素E2.21mg，磷50mg，膳食纤维1.4g，维生素B₁0.01mg，钾154mg，脂肪0.1g，维生素B₂0.08mg，钠517mg，维生素C12mg，硒0.6μg，胡萝卜素0.1mg 铁 0.8mg，叶酸29mg，锌0.46mg，烟酸0.4mg，镁10mg
西蓝花	甘，平，入脾、肾、胃	可补肾填精，健脑壮骨，补脾和胃	每100g西蓝花含硫胺素0.09mg，钙67mg，蛋白质4.1g，核黄素0.13mg，镁17mg，脂肪0.6g，烟酸0.9mg，铁1mg，碳水化合物2.7g，维生素C51mg，锰0.24mg，膳食纤维1.6g，维生素E0.91mg，锌0.78mg，胡萝卜素0.7μg，钾17mg，磷72mg，视黄醇90.3μg，硒0.7μg
百合	甘，寒，入心、肺	养阴润肺，清心安神	每100g百合含硫胺素0.02mg，钙11mg，蛋白质3.2g，核黄素0.04mg，镁43mg，脂肪0.1g，烟酸0.7mg，铁1mg，维生素C18mg，锰0.35mg，膳食纤维1.7g，锌0.5mg，胡萝卜素1.2μg，钾510mg，磷61mg，视黄醇56.7μg，硒0.2μg
茴香	温，辛，入肾、膀胱、胃	温肾散寒，和胃理气	每100g茴香含碳水化合物5.90g，脂肪0.40g，蛋白质2.8g，纤维素1.80g，维生素A248μg，维生素C30mg，维生素E1.54mg，胡萝卜素1.49mg，硫胺素0.03mg，核黄素0.10mg，烟酸0.60mg，钙178.00mg，铁2.90mg，锌0.70mg，锰0.35mg，钾340mg，硒0.09μg
蕨菜	甘，平，入大肠、膀胱	清热，健胃，滑肠，降气，祛风，化痰	每100g蕨菜含蛋白质0.43g，脂肪0.39g，糖类3.6g，有机酸0.45g

2. 根果类

名称	性味归经	功效	营养成分
山药	甘，平，入脾、肺、肾	健脾补肺，益胃补肾，固肾益精	每100g山药含钾213mg，磷34mg，镁20mg，胡萝卜素20μg，钙16mg，维生素C5mg，维生素A3μg，蛋白质1.9g，膳食纤维0.8g，硒0.55μg，铁0.3mg，烟酸0.3mg，锌0.27mg，维生素E0.24mg，维生素B₁0.05mg，维生素B₂0.02mg
胡萝卜	甘，平，入肺、脾	健脾，化滞	每100g胡萝卜约含蛋白质0.6g，脂肪0.3g，糖类7.6~8.3g，铁0.6mg，胡萝卜素1.35~17.25mg，维生素B₁0.02~0.04mg，维生素B₂0.04~0.05mg，维生素C12mg，含果胶、淀粉、无机盐和多种氨基酸
苦瓜	苦，寒，入心、脾、肺	祛暑涤热，明目，解毒	每100g苦瓜含钾256mg，胡萝卜素100μg，维生素C56mg，维生素A17μg，钙14mg，膳食纤维1.4g，维生素E0.85mg，铁0.7mg，烟酸0.4mg，锌0.36mg，硒0.36μg，维生素B₁0.03mg，维生素B₂0.03mg
竹笋	甘，寒，入肺、胃	滋阴凉血，和中润肠，清热化痰	每100g竹笋含硫胺素0.08mg，钙9mg，蛋白质2.6g，核黄素0.08mg，镁1mg，烟酸0.6mg，铁0.5mg，膳食纤维1.8g，维生素E0.05mg，锌0.33mg，胡萝卜素0.8μg，钾389mg，磷64mg，视黄醇92.8μg，硒0.04μg
红薯	甘，平，入脾、胃	补脾益胃，通便，益气生津，润肺滑肠	每100g鲜薯块含碳水化合物29.5g，脂肪0.2g，磷20mg，钙18mg，铁0.4mg

四、果品类

1. 水果

名称	性味归经	功效	营养成分
蕨麻	甘，平，入脾、胃	健脾益胃，生津止渴，益气补血	每100g蕨麻含水分8.77%，灰分3.09%，还原糖2.79%，蔗糖1.20%，淀粉3.30%，戊聚糖8.34%，蛋白质6.19%，鞣质10.76%，同时还具有15.42%的粗纤维，2%的脂质
桑葚	甘，寒，入肝、肾	滋补肝肾，养血祛风，生津润肠	每100g桑葚含硫胺素0.02mg，钙37mg，蛋白质1.7g，核黄素0.06mg，铁0.4mg，锰0.28mg，膳食纤维4.1g，维生素E9.87mg，锌0.26mg，胡萝卜素1.3μg，钾32mg，视黄醇82.8μg，硒5.65μg
山楂	酸、甘、微温，入脾、胃、肝	消食健脾，行气散瘀	每100g山楂含钙52mg，蛋白质0.5g，核黄素0.02mg，镁19mg，烟酸0.4mg，铁0.9mg，维生素C53mg，锰0.24mg，膳食纤维3.1g，维生素E7.32mg，锌0.28mg，维生素A17μg，铜0.11mg，胡萝卜素0.8μg，钾299mg，磷24mg，视黄醇73μg，钠5.4mg，硒1.22μg
西瓜	甘，凉，入心、胃、膀胱	清热解暑，除烦止渴，利小便	每100g西瓜含钙8mg，蛋白质0.6g，核黄素0.03mg，镁8mg，烟酸0.2mg，铁0.3mg，碳水化合物5.5g，维生素C6mg，锰0.05mg，膳食纤维0.3g，维生素E0.1mg，锌0.1mg，维生素A75μg，胡萝卜素0.2μg，钾87mg，磷9mg，视黄醇93.3μg，硒0.17μg
橘子	甘、酸，凉，入肺、胃	润肺生津，开胃，理气和胃，醒酒	每100g橘子含钙4mg，镁2mg，铁0.1mg，锌0.03mg，胡萝卜素0.2μg，钾6mg，视黄醇70.1μg

2. 干果

名称	性味归经	功效	营养成分
核桃	甘，温，入肾、肺、大肠	温补肺肾，定喘化痰，润肠涩精	每 100g 核桃含硫胺素 0.15mg，钙 56mg，蛋白质 14.9g，核黄素 0.14mg，镁 131mg，脂肪 58.8g，烟酸 0.9mg，铁 2.7mg，维生素 C1mg，膳食纤维 9.5g，维生素 E43.21mg，锌 2.17mg，维生素 A5μg，铜 1.17mg，胡萝卜素 2μg，钾 385mg，磷 294mg，视黄醇 5.2μg，硒 4.62μg
杏仁	苦，微温，入肺、大肠	降气，止咳平喘，润肠通便	每 100g 杏仁含硫胺素 0.08mg，钙 97mg，蛋白质 22.5g，核黄素 0.56mg，镁 178mg，脂肪 45.4g，铁 2.2mg，碳水化合物 15.9g，维生素 C26mg，膳食纤维 8g，维生素 E18.53mg，锌 4.3mg，铜 0.8mg，胡萝卜素 2.6μg，钾 106mg，磷 27mg，硒 15.65μg
栗子	甘，温，入脾、肾、胃	养胃健脾，补肾强筋，活血止血	每 100g 栗子含硫胺素 0.14mg，钙 17mg，蛋白质 4.2g，核黄素 0.17mg，镁 50mg，烟酸 0.8mg，铁 1.1mg，碳水化合物 40.5g，维生素 C24mg，膳食纤维 1.7g，维生素 E4.56mg，锌 0.57mg，维生素 A32μg，胡萝卜素 0.9μg，钾 442mg，磷 89mg，视黄醇 52μg，硒 1.13μg
柿饼	甘、涩，平，入肺、脾、胃、大肠	清热润肺，生津止渴，健脾化痰	每 100g 柿饼含硫胺素 0.01mg，钙 54mg，蛋白质 1.8g，脂肪 0.2g，烟酸 0.5mg，铁 2.7mg，碳水化合物 60.2g，膳食纤维 2.6g，维生素 E0.63mg，锌 0.23mg，维生素 A48μg，胡萝卜素 1.4μg，钾 339mg，磷 55mg，视黄醇 33.8μg，硒 0.83μg
大枣	甘，温，入脾、胃	补益脾胃，滋养阴血，养心安神	每 100g 大枣中含 400~600mg 维生素 C，以及丰富的维生素 B、维生素 A、胡萝卜素、果糖、核黄素、钙、磷、铁及 13 种氨基酸、36 种微量元素

五、肉蛋类

1. 畜类

名称	性味归经	功效	营养成分
牛肉	甘，平，入脾、胃	补脾益胃，益气养血，强筋壮骨	每100g牛肉含蛋白质17.8g，脂肪2g，碳水化合物0.2g，维生素$B_6$0.38mg，维生素A3μg，维生素B_{12}0.8μg，维生素K7μg，维生素E0.42mg，烟酸4.1mg，叶酸6μg，维生素$B_1$0.04mg，维生素$B_2$0.14mg，维生素D243μg，钙6mg，铁2.2mg，镁17mg，锌1.77mg，硒6.26μg
猪肉	甘，平，入脾、胃、肾	滋阴润燥，补益气血	每100g猪肉含蛋白质13.2mg，脂肪37mg，碳水化合物2.4g，维生素A18μg，胡萝卜素0.6μg，维生素C1mg，维生素E0.35mg，烟酸3.5mg，视黄醇46.8μg，维生素$B_1$0.22mg，维生素$B_2$0.16mg，钙6mg，铁1.6mg，硒11.97μg
兔肉	甘，凉，入脾、胃、大肠	健脾益气，凉血解毒	每100g兔肉含蛋白质19.7g，脂肪2.2g，碳水化合物0.9g，维生素A212μg，维生素B_{12}2.68μg，维生素E0.42mg，烟酸4.1mg，维生素D188μg，维生素$B_1$0.11mg，维生素$B_2$0.1mg，钙12mg，铁2mg，镁15mg，锌1.3mg，硒10.93μg
羊肉	甘，温，入脾、肾	益气补中，温中暖下	每100g羊肉含蛋白质20.5g，脂肪3.9g，维生素D320μg，维生素A11μg，维生素K6μg，维生素C1mg，维生素E0.31mg，维生素B_{12}2.68μg，维生素E0.42mg，烟酸5.2mg，叶酸1μg，维生素$B_1$0.15mg，维生素$B_2$0.14mg，钙9mg，铁3.9mg，镁17mg，锌6.06mg，钾403mg，硒7.18μg

2. 禽类

名称	性味归经	功效	营养成分
鸡肉	甘，温，入脾、肾	温中益气，填精补髓	每 100g 鸡肉含蛋白质 1.3mg，脂肪 9.4mg，碳水化合物 1.3g，维生素 A48μg，胡萝卜素 1μg，锰 0.03mg，维生素 E0.67mg，烟酸 5.6mg，视黄醇 69μg，维生素 B_2 0.09mg，钙 9mg，铁 1.4mg，镁 19mg，锌 1.09mg，钾 251mg，磷 156mg，硒 11.758μg
鸭肉	甘、咸，平，入脾、胃、肺、肾	滋阴养胃，利水消肿	每 100g 鸭肉含蛋白质 15.5g，脂肪 19.7g，碳水化合物 0.2g，维生素 A52μg，维生素 B_{12} 0.6μg，维生素 E0.27mg，烟酸 4.2mg，视黄醇 63.9μg，维生素 B_2 0.22mg，钙 6mg，铁 2.2mg，镁 14mg，锌 1.33mg，钾 191mg，磷 122mg，钠 69mg，硒 12.25μg
鸽肉	咸，平，入肝、肾	滋肾益阴，祛风解毒	每100g 鸽肉含蛋白质 16.5g，脂肪 14.2g，碳水化合物 1.7g，维生素 A53μg，胡萝卜素 1μg，维生素 E0.99mg，烟酸 6.9mg，视黄醇 66.6μg，钙 30mg，铁 3.8mg，镁 27mg，锌 0.82mg，钾 334mg，磷 136mg，钠 63.6mg，硒 11.08μg

3. 水产类

名称	性味归经	功效	营养成分
鲫鱼	甘，平，入脾、胃、大肠	健脾利湿	每100g 鲫鱼含蛋白质 17.4g，脂肪 1.3g，碳水化合物 2.5g，维生素 A32μg，维生素 D4μg，维生素 C1mg，维生素 E0.68mg，烟酸 2.5mg，叶酸 14μg，维生素 B_1 0.04mg，维生素 B_2 0.09mg，维生素 B_6 0.11mg，硒 14.31μg

名称	性味归经	功效	营养成分
鲤鱼	甘，平，入脾、肾	利水消肿，下气通乳	每100g鲤鱼含蛋白质17.7g，脂肪4.1g，维生素$B_6$0.13mg，维生素A25μg，维生素B_{12}10μg，维生素D14μg，维生素E1.27mg，烟酸2.7mg，叶酸5μg，维生素$B_1$0.03mg，维生素$B_2$0.09mg，泛酸1.47mg，钙50mg，铁1mg，锌2.08mg，硒15.38μg
鳝鱼	甘，温，入脾、肝、肾	补虚益损，除风胜湿，强筋壮骨	每100g鳝鱼含蛋白质18g，脂肪1.4g，维生素C2mg，维生素A0.89μg，维生素B_{12}2.3μg，维生素D21μg，维生素E1.34mg，烟酸3.7mg，叶酸9μg，维生素$B_1$0.06mg，维生素$B_2$0.98mg，钙42mg，铁2.5mg，镁18mg，锌1.97mg，硒34.56μg
海参	咸，温，入心、肾	补肾益精，养血润燥	每100g海参含蛋白质16.5g，脂肪0.2g，维生素A42μg，维生素$B_1$0.03mg，维生素$B_2$0.04mg，维生素$B_6$0.04mg，维生素B_{12}2.3μg，维生素E10mg，维生素K3.14μg，叶酸4μg，泛酸0.71mg，烟酸0.1mg，铜0.05mg，钙285mg，铁13.2mg，镁149mg，锌0.63mg，钾43mg，磷28mg，钠0.5g，硒63.93μg
虾	甘，温，入肝、肾	补肾壮阳，通乳，托毒	每100g虾含蛋白质18.2g，脂肪1.4g，碳水化合物3.9g，维生素A48μg，胡萝卜素3.9μg，维生素D0.12mg，维生素E1.69mg，烟酸2.9mg，视黄醇78.1μg，维生素$B_1$0.04mg，维生素$B_2$0.07mg，胆固醇0.18mg，铜0.5mg，钙83mg，铁2mg，镁45mg，锌1.18mg，钾250mg，磷139mg，钠172mg，硒39.7μg

4. 蛋类

名称	性味归经	功效	营养成分
鸡蛋	甘、咸，平	补中益气，养阴清热	每100g鸡蛋含蛋白质13.3g，脂肪8.8mg，维生素A0.23mg，胡萝卜素1μg，维生素E1.84mg，锰0.04mg，视黄醇74.1μg，维生素$B_1$0.11mg，维生素$B_2$0.27mg，钙56mg，铁2mg，镁10mg，锌1.1mg，钾154mg，磷130mg，钠131.5mg，硒14.34μg
鸭蛋	甘，凉，入肺、大肠	滋阴清肺	每100g鸭蛋含蛋白质12.6g，脂肪13g，碳水化合物3.1g，维生素A0.26mg，维生素$B_1$0.17mg，维生素$B_2$0.35mg，维生素D4μg，烟酸0.2mg，钙62mg，铁2.9mg，镁13mg，锌1.67mg，钾60mg，硒15.68μg，磷22.6mg

5. 奶类

名称	性味归经	功效	营养成分
牛奶	甘，温，入胃、心、肾	温润补虚，养血益气	每100g牛奶含蛋白质3g，脂肪3.2g，碳水化合物3.4g，胆固醇15mg，维生素A24μg，维生素$B_1$0.03mg，维生素$B_2$0.14mg，维生素C1mg，维生素E0.21mg，烟酸0.1mg，钙104mg，铁0.3mg，镁11mg，锌0.42mg，铜0.02mg，锰0.03mg，钾109mg，磷73mg，钠37.2mg，硒1.94μg
羊奶	甘，温，入肺、胃、肾	滋阴养胃，补肾益精	每100g羊奶含蛋白质1.5g，脂肪3.5g，碳水化合物5.4g，胆固醇31mg，维生素A84μg，维生素B10.04mg，维生素B20.12mg，维生素E0.19mg，烟酸2.1mg，钙82mg，铁0.5mg，锌0.29mg，磷98mg，硒1.75μg

六、菌类、花类

1. 菌类

名称	性味归经	功效	营养成分
木耳	甘，平，入肺、脾、大肠、肝	补气养血，润肺，止血，降压，抗癌	每100g水发木耳含碳水化合物6g，脂肪0.2g，蛋白质1.5g，镁57mg，钾52mg，钙34mg，胡萝卜素20mg，磷12mg，钠8.5mg，维生素E7.51mg，铁5.5mg，纤维素2.6g，维生素C1mg，锰0.97mg，锌0.53mg，烟酸0.2mg，核黄素0.05mg，铜0.04mg，硫胺素0.01mg
猴菇菌	甘，平，入脾、胃	健胃，补虚	每100g猴菇菌含碳水化合物4.9g，蛋白质2g，脂肪0.2g，纤维素4.2g，钠175.2mg，磷37mg，钙19mg，钾8mg，镁5mg，维生素C4mg，铁2.8mg，维生素E0.46mg，锌0.4mg，烟酸0.2mg，铜0.06mg，核黄素0.04mg，锰0.03mg，硫胺素0.01mg
香菇	甘，平，入脾、胃	健胃，补虚	每100g香菇含碳水化合物63.4g，蛋白质19.3g，脂肪3.7g，饱和脂肪酸0.4g，多不饱和脂肪酸1.3g，膳食纤维41g，不溶性膳食纤维38g，可溶性膳食纤维3g，维生素D16.8mg，烟酸16.8mg，泛酸7.93mg，钾2100mg，镁110mg，锌2.3mg
平菇	甘，温，入肝、胃	舒筋止痛，养胃抗癌	每100g鲜平菇含蛋白质20～23g，脂肪2.24g，维生素C207.7mg，糖分2.6g，粗蛋白2.68g，灰分0.91g
海带	咸，寒，入肝、肺、肾、胃	软坚化痰，祛湿止痒，清热行水	每500g鲜海带含碳水化合物56.2g，蛋白质8.2g，脂肪0.1g，粗纤维9.8g，钙1.18g，铁150mg，碘300mg，胡萝卜素57mg

2. 花类

名称	性味归经	功效	营养成分
菊花	辛、甘、苦，微寒，入肺、肝	疏散风热，平抑肝阳，清肝明目，清热解毒	每100g菊花含碳水化合物47.1g，脂肪3.3g，蛋白质6g，膳食纤维15.9g，钙234mg，镁256mg，铁78mg，锰3.47mg，锌2.42mg，胡萝卜素8.5μg，核黄素0.51mg
玫瑰花	甘、微苦，微温，入肝、脾、胃	疏肝解郁，和血调经	每100g玫瑰花含碳水化合物63.7g，蛋白质11.2g，脂肪2g，膳食纤维12.5g，维生素E3270μg，异亮氨酸330mg，维生素C6600μg，亮氨酸570mg，门冬氨酸1700mg，酪氨酸250mg，精氨酸360mg，丙氨酸550mg，缬氨酸430mg，铁22.20mg，锌2.53mg

七、其他类

1. 调味品类

名称	性味归经	功效	营养成分
茴香	辛，温，入肝、肾、脾、胃	散寒止痛，理气和胃	每100g茴香含碳水化合物4.2g，蛋白质23.1g，膳食纤维17.7g，蛋白质2.5g，维生素B₁0.06mg，维生素B₂0.09mg，维生素C26.0mg，烟酸23mg，钾149mg，镁46mg，钙154mg，铁1.2mg，锌0.73mg
花椒	辛，热，入脾、胃、肾	温中止痛，燥湿杀虫	每100g花椒含碳水化合物37.8g，蛋白质6.7g，脂肪8.9g，膳食纤维28.7g，核黄素0.43mg，镁111mg，烟酸1.6mg，铁8.4mg，锰3.33mg，维生素E2.47mg，锌1.9mg

名称	性味归经	功效	营养成分
肉桂	辛、甘,大热,入肾、脾、心、肝	补火助阳,引火归元,散寒止痛,温通经脉	每100g肉桂含碳水化合物36.6g,蛋白质4.0g,膳食纤维43.5g,钠1mg,核黄素0.07mg,维生素B60.19mg,维生素C11.9mg,钾454mg,镁60mg,钙1080mg,铁18.2mg,锌1.89mg

2. 发酵制品

名称	性味归经	功效	营养成分
豆豉	苦、辛,凉,入肾、脾、心、肝	消食化滞,发汗解表,除烦平喘,祛风散寒	每100g豆豉含碳水化合物33.1μg,蛋白质25.2μg,脂肪472μg,维生素A17.9μg,维生素$B_2$0.08mg,钙179mg,钾399mg,铁47mg
酒酿	甘、辛,温,入肺、脾、胃	补气,生津,活血	每100g酒酿含碳水化合物57.87g,蛋白质4.57g,脂肪总量1.25g,膳食纤维0.09g

3. 其他加工制品

名称	性味归经	功效	营养成分
肉松	甘、咸,平,入脾、胃、肾	补肾养血,滋阴润燥	每100g肉松含碳水化合物2.4g,脂肪37g,蛋白质13.2g
皮蛋	辛、涩、甘、咸,寒,入脾、肺、肾	泄肺热,醒酒,去大肠火	每100g变蛋含碳水化合物5.8g,蛋白质14.8g,脂肪10.6g,钙26mg,核黄素0.13mg,镁8mg,铁3.9mg,锌2.73mg,钾148mg,磷263mg

第二节　中医药膳食疗常用药材

一、解表药

1. 发散风寒药

名称	性味归经	用法用量	功效	适应证
生姜	辛，微温，入肺、脾、胃	煎服，3～10g	发散风寒，温中止呕，温肺止咳，解鱼蟹毒	表证感冒，脾胃虚寒，呕吐
桂枝	辛、甘、温，入心、肺、膀胱	煎服，3～10g	发汗解肌，温通经脉，助阳化气，平冲降逆	风寒湿痹，手脚冰凉，风寒所致腰背肢节酸痛，发汗过多，心下悸，过敏性鼻炎
白芷	辛，温，入肺、胃、大肠	煎服，3～10g	解表散寒，祛风止痛，宣通鼻窍，燥湿止带，消肿排脓	痘疹，寒凝牙痛，腰脊痛，乳汁不通
葱白	辛，温，入肺、胃	煎服，3～10g	发汗解表，散寒通阳	感冒，咳嗽，鸡眼
紫苏	辛，温，入肺、脾	煎服，5～10g	解表散寒，行气和胃	风寒感冒兼咳嗽、胸闷不适，气虚，血虚，消化不良

2. 发散风热药

名称	性味归经	用法用量	功效	适应证
薄荷	辛，凉，入肺、肝	煎服，3～6g	疏散风热，清利头目，利咽，透疹，疏肝行气	头昏头痛，目赤多泪，咽喉不适，麻疹，肝气郁滞，胁肋胀痛
菊花	甘、苦、寒，入肺、肝	煎服，5～10g	疏风清热，平肝明目，解毒消肿	发热头痛，眩晕，目赤肿痛，疔疮肿毒

名称	性味归经	用法用量	功效	适应证
豆豉	苦、辛，凉，入肺、胃	煎服，6~12g	解表除烦，宣发郁热	感冒发热，头疼无汗，心烦胸闷
葛根	甘、辛，凉，入脾、胃、肺	煎服，10~15g	解肌退热，生津止渴，透疹，升阳止泻，通经活络，解酒毒	发热表证，项背强痛，热病口渴，阴虚消渴，麻疹初起
桑叶	甘、苦，寒，入肺、肝	煎服，5~10g	疏风清热，凉血明目	风热感冒，咳嗽头痛，目赤，慢性鼻炎
浮萍	辛，寒，入肺、膀胱	煎服，5~10g	发汗解表，止痒透疹，利水退肿	麻疹初起

二、清热药

1. 清热泻火药

名称	性味归经	用法用量	功效	适应证
决明子	甘、苦、咸，微寒，入肝、大肠	煎服，9~15g	清肝明目，润肠通便	头痛，目赤，昏暗不明，内热便秘
知母	苦、甘，寒，入肺、胃、肾	煎服，6~12g	清热泻火，滋阴润燥	外感热病，高热烦渴，肺热燥咳，骨蒸潮热，内热消渴，肠燥便秘
芦根	甘，寒，入肺、胃	煎服，15~30g；鲜品用量加倍，或捣汁用	清热泻火，生津止渴，除烦，止呕，利尿	咽喉肿痛，热病烦渴，肺热咳嗽，胃热呕哕，热淋涩痛
竹叶	甘、辛、淡，寒，入心、胃、小肠	煎服，6~15g；鲜品15~30g	清热泻火，除烦，生津，利尿	小便短赤涩痛，口舌生疮
夏枯草	辛、苦，寒，入肝、胆	煎服，9~15g	清肝泻火，明目，散结消肿	目赤肿痛，头痛眩晕，乳痈，乳房胀痛

2. 清热燥湿药

名称	性味归经	用法用量	功效	适应证
黄芩	苦，寒，入肺、胆、脾、大肠、小肠	煎服，3～10g	清热燥湿，泻火解毒，止血，安胎	湿温，暑湿，胸闷呕恶，泻痢，黄疸，肺热咳嗽，高热烦渴，痈肿疮毒
秦皮	苦、涩，寒，入肝、胆、大肠	煎服，6～12g	清热燥湿，收涩止痢，止带，明目	赤白带下，目赤肿痛
白鲜皮	苦，寒，入脾、胃、膀胱	煎服，5～10g	清热燥湿，祛风解毒	疥癣疮毒，黄疸尿赤

3. 清热解毒药

名称	性味归经	用法用量	功效	适应证
金银花	甘，寒，入肺、心、胃经	煎服，6～15g	清热解毒，疏散风热	温病发热，热毒血痢，痈肿疔疮，喉痹等多种感染性疾病
穿心莲	苦，寒，入心、肺、大肠、膀胱	煎服，6～9g	清热解毒，凉血，消肿，燥湿	感冒发热，咽喉肿痛，口舌生疮，泄泻痢疾，痈肿疮毒，毒蛇咬伤
鱼腥草	辛，微寒，入肺	煎服，15～25g，不宜久煎	清热解毒，消痈排脓，利尿通淋	肺痈吐脓，痰热喘咳，上呼吸道感染，尿路炎症，乳腺炎
板蓝根	苦，寒，入心、胃	煎服，9～15g	清热解毒，凉血利咽	流感、热病发斑、扁桃体炎、腮腺炎、流脑、肠炎、菌痢，但主要用于大头瘟、颜面丹毒和腮腺炎
蒲公英	苦、甘，寒，入肝、胃	煎服，10～15g	清热解毒，消肿散结，利湿通淋	感冒伤风，各种炎症，慢性胃炎，黄疸型肝炎，便秘

4. 清热凉血药

名称	性味归经	用法用量	功效	适应证
生地黄	甘，寒，入心、肝、肾	煎服，10~15g	清热凉血，养阴生津	温毒发斑，吐血衄血，咽喉肿痛
玄参	甘、苦、咸，微寒，入肺、胃、肾	煎服，10~15g	清热凉血，滋阴降火，解毒散结	身热，烦渴，舌绛，发斑，骨蒸劳嗽，虚烦不寐，津伤便秘，目涩昏花，咽喉肿痛，瘰疬痰核，痈疽疮毒
牡丹皮	苦、辛，微寒，入心、肝、肾	煎服，6~12g	清热凉血，活血化瘀	斑疹吐衄，血滞经闭，经前发热，痈肿疮毒，阴虚发热、无汗
紫草	甘、咸，寒，入心、肝	煎服，5~10g	清热凉血，活血解毒，透疹消斑	麻疹不透，疮疡，湿疹，水火烫伤

5. 清虚热药

名称	性味归经	用法用量	功效	适应证
地骨皮	甘，寒，入肺、肝、肾	煎服，9~15g；大剂量可用至30g	凉血除蒸，清肺降火	糖尿病多饮、身体消瘦，月经过多、经色深红或紫红、腰腹胀痛，红斑狼疮属于阴虚火旺，久咳
浮小麦	甘，凉，入心	煎服，15~30g	止汗，益气，除热	盗汗及虚汗不止
青蒿	苦、辛，寒，入肝、胆	煎服，6~12g，后下	清虚热，除骨蒸，解暑热，截疟，退黄	疟疾寒热，阴虚发热，湿热黄疸
白薇	苦、咸，寒，入胃、肝、肾	煎服，5~10g	清热凉血，利尿通淋，解毒疗疮	热病后期，或阴虚发热

三、泻下药

名称	性味归经	用法用量	功效	适应证
番泻叶	甘、苦，寒，入大肠	煎汤，3~6g，后下；或泡茶；或研末，1.5~3g	泄热行滞，通便利水	热结便秘，习惯性便秘，积滞腹胀，水肿膨胀，胃、十二指肠溃疡出血
大黄	苦，寒，入脾、胃、大肠、肝、心	煎服，3~15g；用于泻下不宜久煎；外用适量，研末敷	泻下攻积，清热泻火，凉血解毒，逐瘀通经，利湿退黄	实热便秘，积滞腹痛，泻痢不爽，湿热黄疸，血热吐衄，目赤，咽肿，肠痈腹痛，痈肿疔疮，瘀血经闭，跌打损伤，外治水火烫伤，上消化道出血
火麻仁	甘，平，入脾、胃、大肠	煎服，10~15g	润肠通便	肠燥便秘。特别适用于老人、妇女产后血虚津亏、大便秘结
松子仁	甘，温，入大肠、肺	煎服，5~10g	润肠通便，润肺止咳	肺燥咳嗽，慢性便秘

四、祛风湿药

1. 祛风寒湿药

名称	性味归经	用法用量	功效	适应证
独活	辛、苦，微温，入肾、膀胱	煎服，3~10g；外用适量	祛风除湿，通痹止痛，解表	风寒湿痛，腰膝疼痛，少阴伏风头痛
威灵仙	辛、咸，温，入膀胱	煎服，6~10g，消骨鲠可用30~50g	祛风湿，通经络，止痛，消骨鲠	风湿痹痛，肢体麻木，筋脉拘挛，屈伸不利，骨鲠咽喉

名称	性味归经	用法用量	功效	适应证
徐长卿	辛，温，入肝、胃	煎服，3~12g，后下，孕妇慎用	祛风湿，止痛，止痒	风湿痹痛，胃痛胀满，牙痛，痛经，跌打肿痛等
木瓜	酸，温，入肝、脾	煎汤，鲜者1~2两；研末5~8分；或绞汁饮。外用煎水洗	舒筋活络，和胃化湿	湿痹拘挛，腰膝关节酸肿疼痛，吐泻转筋，脚气水肿
油松节	苦、辛，温，入肝、肾	煎服，9~15g；外用适量	祛风除湿，通络止痛	风寒湿痹，历节风痛，转筋挛急，跌打伤痛

2. 祛风湿热药

名称	性味归经	用法用量	功效	适应证
秦艽	辛、苦，平，入胃、肝、胆	煎服，3~10g	祛风湿，清湿热，止痹痛，退虚热	风湿关节痛，筋脉拘挛，结核病潮热，小儿疳积发热，黄疸，小便不利等
络石藤	苦，微寒，入心、肝、肾	煎服，6~12g	祛风通络，凉血消肿	风湿热痹，筋脉拘挛，腰膝酸痛；喉痹，痈肿；跌扑损伤
丝瓜络	甘，平，入肺、胃、肝	煎服，5~12g；外用适量	祛风，通络，活血，下乳	风湿痹痛，筋脉拘挛；胸胁胀痛，乳汁不通，乳痈肿痛
桑枝	微苦，平，入肝	煎服，9~15g；外用适量	祛风湿，利关节	风湿痹证，肩臂、关节酸痛麻木，单用煎服治风热痹痛

3. 祛风湿强筋骨药

名称	性味归经	用法用量	功效	适应证
桑寄生	苦、甘,平,入肝、肾	煎服,9~15g	祛风湿,补肝肾、强筋骨,养血安胎	腰膝疼痛,筋骨无力,胎动胎漏
五加皮	辛、苦,温,入肝、肾	煎服,5~10g;或酒浸、入丸散	祛风除湿,补益肝肾,强筋壮骨,利水消肿	风湿痹痛,筋骨痿软,小儿行迟,体虚乏力,水肿,脚气
狗脊	苦、甘,温,入肝、肾	煎服,6~12g	祛风湿,补肝肾,强腰膝	腰膝酸软,下肢无力、风湿痹痛
雪莲花	甘、微苦,温,入肝、肾	煎服,6~12g;外用适量	祛风湿,强筋骨,补肾阳,调冲任	风寒湿痹痛、类风湿性关节炎,小腹冷痛,月经不调
千年健	苦、辛,温,入肝、肾	煎服,5~10g;或酒浸服	祛风湿,壮筋骨	风寒湿痹,腰膝冷痛,拘挛麻木,筋骨痿软

五、化湿药

名称	性味归经	用法用量	功效	适应证
豆蔻	辛,温,入肺、脾、胃	煎服,3~6g,后下	化湿行气,温中止呕,开胃消食	气滞,食滞,胸闷,腹胀,噫气,噎膈,吐逆,反胃,疟疾
砂仁	辛,温,入脾、胃、肾	煎服,3~6g,后下	化湿开胃,温脾止泻,理气安胎	水肿胀满,二便不通,痰饮积聚,气逆喘咳,虫积腹痛
佩兰	辛,平,入脾、胃、肺	煎服,3~10g	芳香化湿,醒脾开胃,发表解暑	湿浊中阻,脘痞呕恶,口中甜腻,口臭,多涎,暑湿表证,头胀胸闷
草果	辛,温,入脾、胃	煎服,3~6g	燥湿温中,截疟除痰	寒湿内阻,脘腹胀痛,痞满呕吐,疟疾寒热
苍术	辛、苦,温,入脾、胃、肝	煎服,3~9g	燥湿健脾,祛风散寒,明目	脘腹胀满,泄泻,水肿,脚气痿躄,风湿痹痛,风寒感冒,夜盲

六、利水药

1. 利水消肿药

名称	性味归经	用法用量	功效	适应证
玉米须	甘，平，入肾、胃、肝、胆	煎服，15～30g。外用适量，烧烟吸入	利尿，消肿，降压	肾炎水肿，小便不利，湿热黄疸，胆囊炎，胆结石，高血压
冬瓜皮	甘，凉，入小肠、胃	煎服，10～30g；或外用	清热利尿，消肿，降血糖	水肿胀满，小便不利，暑热口渴，小便短赤
赤小豆	甘、酸，平，入心、小肠	煎服，9～30g；外用适量，研末调敷	利水消肿，解毒排脓	水肿胀满，脚气肢肿，黄疸尿赤，风湿热痹，痈肿疮毒，肠痈腹痛

2. 利尿通淋药

名称	性味归经	用法用量	功效	适应证
车前草	甘，寒，入肝、肾、肺、小肠	煎服，9～30g；鲜品30～60g，煎服或捣汁服。外用鲜品适量，捣敷患处	清热利尿，祛痰，凉血，解毒	水肿尿少，热淋涩痛，暑湿泻痢，痰热咳嗽，吐血衄血，痈肿疮毒
地肤子	辛、苦，寒，入肾、膀胱	煎服，10～15g；外用适量	清热利湿，利水通淋，祛风止痒	皮肤瘙痒，荨麻疹，湿疹，小便不利

3. 利湿退黄药

名称	性味归经	用法用量	功效	适应证
茵陈	苦、辛，微寒，入脾、胃、膀胱	煎服，6～15g；外用适量，煎水熏洗	清湿热，退黄疸	黄疸尿少，湿疮瘙痒，传染性黄疸型肝炎
垂盆草	甘、淡，凉，入肝、胆、小肠	煎服，15～30g，鲜品30～120g；或捣汁服；外用捣敷或制成软膏外敷	清利湿热，解毒	湿热黄疸，小便不利，痈肿疮疡及急、慢性肝炎

七、温里药

名称	性味归经	用法用量	功效	适应证
肉桂	辛、甘，大热，入肾、脾、心、肝	煎服，1～4.5g，不宜久煎；研末，0.5～1.5g；或入丸剂；外用适量，研末调敷，或浸酒涂擦	补火助阳，引火归元，散寒止痛，温通经脉	阳痿宫冷，腰膝冷痛，肾虚作喘，虚阳上浮，眩晕目赤，心腹冷痛，虚寒吐泻，寒疝腹痛，痛经经闭
小茴香	辛，温，入肝、脾、胃、肾	煎服，3～6g	祛寒止痛，理气和胃	寒疝腹痛，睾丸偏坠，痛经，少腹冷痛，脘腹胀痛，食少吐泻，睾丸鞘膜积液
刀豆	甘，温，入脾、肾、胃、大肠	煎服，9～15g，或烧存性研末	温中下气，益肾补元	虚寒呃逆，呕吐，腹胀，肾虚腰痛，痰喘

八、理气药

名称	性味归经	用法用量	功效	适应证
木香	辛、苦，温，入脾、胃、大肠、胆	煎服，3～10g；或入丸散	行气止痛，调中导滞	胸胁、脘腹胀痛，泻痢后重，食积不消，不思饮食
橘皮	辛、苦，温，入脾、肺	煎服，5～15g；或入丸散	行气除胀，燥湿化痰，健脾和中	胸腹胀满，不思饮食，呕吐哕逆，咳嗽痰多，亦解鱼蟹毒
佛手	辛、酸，温，入脾、胃、肺	煎服，6～10g	疏肝理气，和胃止痛，燥湿化痰	肝胃气滞，胸胁胀痛，胃脘痞满，食少呕吐

九、理血药

1. 止血药

名称	性味归经	用法用量	功效	适应证
大蓟	甘、苦，微凉，入心、肝	煎服，9~15g，鲜品，30~60g	凉血止血，散瘀解毒消痈	血热出血证（衄血、吐血、尿血、便血、崩漏、外伤出血），痈肿疮毒
地榆	苦、酸、涩，微寒，入肝、大肠	煎服，9~15g，大剂量可用至30g，或入丸散	凉血止血，解毒敛疮	血热出血证（尤宜于下焦便血、痔血、血痢、崩漏），水火烫伤，湿疹，痈肿疮毒
槐花	苦，微寒，入肝、大肠	煎服，5~10g	凉血止血，清肝泻火	血热出血证（尤宜于下部血热所致痔血、便血、血痢、崩漏、衄血、吐血），肝热目赤，头痛眩晕
三七	甘、微苦，温，入肝、胃	煎服，3~9g；或研末吞服，1~3g	散瘀止血，消肿定痛	出血证（止血不留瘀，化瘀不伤正）（咯血、吐血、衄血、便血、崩漏），跌打损伤，瘀血肿痛，虚损劳伤
蒲黄	甘，平，入肝、心包	煎服，5~10g，包煎	止血化瘀，利尿通淋	出血证（对出血证，无论属寒属热，有无瘀滞，均可应用）（吐血、衄血、咯血、崩漏、外伤出血），瘀血痛证（妇科常用药），血淋尿血
茜草	苦，寒，入肝	煎服，6~10g	化瘀止血，凉血活血通经	出血证（吐血、衄血、崩漏、外伤出血），尤宜于血热夹瘀出血证，血瘀经闭，跌打损伤，风湿痹痛

2. 活血药

名称	性味归经	用法用量	功效	适应证
丹参	苦，微寒，入心、肝	煎服，10~15g	活血祛瘀，通经止痛，清心除烦，凉血消痈	月经不调，闭经痛经，产后瘀滞腹痛，血瘀心痛，脘腹疼痛，癥瘕积聚，跌打损伤，热痹疼痛，疮痈肿毒，热病烦躁神昏，心悸失眠
川芎	辛，温，入肝、胆、心包	煎服，3~10g	活血行气，祛风止痛	血瘀气滞痛证，胸痹心痛，胸胁刺痛，跌仆肿痛，月经不调，经闭痛经，癥瘕腹痛，头痛，风湿痹痛
红花	辛，温，入心、肝	煎服，3~10g	活血通经，散瘀止痛	血滞经闭、痛经，产后瘀滞腹痛，胸痹心痛，血瘀腹痛，胁痛，癥瘕积聚，跌打损伤，瘀滞肿痛，瘀滞斑疹色暗
桃仁	苦、甘，平，入心、肝、大肠	煎服，5~10g	活血祛瘀，润肠通便，止咳平喘	瘀血阻滞诸证，经闭痛经，产后腹痛，癥瘕痞块，跌仆损伤，肺痈，肠痈，肠燥便秘，咳嗽气喘

3. 调经血药

名称	性味归经	用法用量	功效	适应证
益母草	辛、微苦，微寒，入心包、肝、膀胱	煎服，9~30g	活血调经，利尿消肿，清热解毒	血滞经闭，痛经，经行不畅，产后恶露不尽，瘀滞腹痛，水肿，尿少，跌打损伤，痈肿疮毒，皮肤瘾疹

名称	性味归经	用法用量	功效	适应证
牛膝	苦、甘、酸，平，入肝、肾	煎服，5~12g	逐瘀通经，补肝肾，强筋骨，利尿通淋，引火下行	瘀血阻滞经闭、痛经、经行腹痛、胞衣不下，跌仆伤痛，腰膝酸痛，下肢痿软，淋证，水肿，小便不利，头痛，眩晕，齿痛，吐血
鸡血藤	苦、甘，温，入肝、肾	煎服，9~15g	活血补血，调经止痛，舒筋活络	月经不调，痛经，闭经，风湿痹痛，手足麻木，肢体瘫痪，血虚萎黄

十、消食驱虫药

名称	性味归经	用法用量	功效	适应证
鸡内金	甘，平，入脾、胃、小肠、膀胱	煎服，3~10g；研末服，每次1.5~3g	健胃消食，涩精止遗，通淋化石	饮食积滞，小儿疳积，肾虚遗精，遗尿，砂石淋证，胆胀胁痛
山楂	酸、甘，微温，入脾、胃、肝	煎服，6~12g	消食健胃，行气散瘀，化浊降脂	肉食积滞，泻痢腹痛，疝气疼痛，血瘀经闭，产后瘀阻，心腹刺痛，胸痹心痛，冠心病，高血压，高脂血症，细菌性痢疾
麦芽	酸、甘，微温，入脾、胃	煎服，10~15g	消食和中，回乳，有助消化作用	米面薯芋食滞，乳汁郁积，乳房胀痛，断乳，肝气郁滞或肝胃不和之胁痛、脘腹痛
槟榔	苦、辛，温，入胃、大肠	煎服，3~10g	杀虫，消积，行气，利水，截疟，缓泻通便	虫积腹痛（绦虫、蛔虫、姜片虫），食积气滞，泻痢后重，水肿，脚气肿痛，疟疾

十一、化痰止咳平喘药

1. 温化寒痰药

名称	性味归经	用法用量	功效	适应证
白芥子	辛，温，入肺	煎服，3~9g	温肺豁痰，利气散结，通络止痛	寒痰喘咳，悬饮胸胁胀痛，痰滞经络，关节麻木疼痛，痰湿流注，阴疽肿毒
旋覆花	苦、辛、咸，微温，入肺、脾、胃、大肠	煎服，3~9g	降气，消痰，行水，止呕	风寒咳嗽，咳喘痰多，痰饮蓄结，胸膈痞闷，呕吐噫气，心下痞硬，气血不和之胸胁疼痛

2. 清热化痰药

名称	性味归经	用法用量	功效	适应证
瓜蒌	甘、微苦，寒，入肺、胃、大肠	煎服，9~15g	清热涤痰，宽胸散结，润燥滑肠	肺热咳嗽，痰浊黄稠，胸痹心痛，结胸痞满，肺痈，肠痈，乳痈，大便秘结
川（浙）贝母	苦、甘，微寒，入肺、心	煎服，3~10g	清热润肺，化痰止咳，散结消痈	肺热燥咳，干咳少痰，阴虚劳咳，痰中带血，瘰疬，疮毒，乳痈，肺痈虚劳咳嗽
竹茹	甘，微寒，入肺、胃、心、胆	煎服，5~10g	清热化痰，除烦，止呕	痰热咳嗽，胆火夹痰，惊悸不宁，心烦失眠，中风痰迷，舌强不语，胃热呕吐，妊娠恶阻，吐血，衄血，崩漏
昆布	咸，寒，入肝、胃、肾	煎服，6~12g	消痰软坚散结，利水消肿	瘿瘤，瘰疬，睾丸肿痛，痰饮水肿

3. 止咳平喘药

名称	性味归经	用法用量	功效	适应证
苦杏仁	苦，温，入肺、大肠	煎服，3~10g	祛痰止咳平喘，润肠通便	咳嗽气喘，胸满痰多，肠燥便秘
枇杷叶	苦，微寒，入肺、胃	煎服，6~10g	清肺止咳，降逆止呕	肺热咳嗽，气逆喘急，胃热呕逆，呃逆，烦热口渴
桑白皮	甘，寒，入肺	煎服，6~12g	泻肺平喘，利水消肿	肺热喘咳，水肿胀满尿少，面目肌肤浮肿。泻肺利水、平肝清火宜生用；肺虚喘咳宜蜜炙用

十二、安神药

名称	性味归经	用法用量	功效	适应证
酸枣仁	甘、酸，平，入肝、胆、心	煎服，10~15g	养心补肝，宁心安神，敛汗生津	心悸，失眠，自汗，盗汗，津伤口渴，咽干
柏子仁	甘，平，入心、肾、大肠	煎服，3~10g	养心安神，润肠通便，止汗	心悸、失眠、盗汗，肠燥便秘
灵芝	甘，平，入心、肺、肝、肾	煎服，6~12g；研末吞服，1.5~3g	补气安神，止咳平喘	心神不宁，失眠，心悸，肺虚咳嗽，虚劳
远志	辛、苦，温，入心、肾、肺	煎服，3~10g	安神益智，交通心肾，祛痰，消肿	失眠，惊悸，精神恍惚，健忘，咳嗽痰多，痈疽疮毒，乳房肿痛

十三、平肝息风药

名称	性味归经	用法用量	功效	适应证
石决明	微咸，寒，入肝	煎服，6~20g	平肝潜阳，清肝明目	肝阳上亢，头痛眩晕，目赤障翳，视物昏花，青盲雀目，疮疡久溃不敛，胃痛泛酸，外伤出血
牡蛎	咸，微寒，入肝、胆、肾	煎服，3~10g	潜阳补阴，重镇安神，软坚散结，收敛固涩，制酸止痛	肝阳上亢，眩晕耳鸣，心神不安，惊悸失眠，瘰疬痰核，癥瘕积聚，自汗，盗汗，遗精滑精，崩漏带下，胃痛吞酸
罗布麻叶	甘、苦，凉，入肝	煎服，或开水泡服，6~12g	平肝安神，清热利尿	眩晕，心悸失眠，浮肿尿少
天麻	甘，平，入肝	煎服，3~10g	息风止痉，平抑肝阳，祛风通络	肝风内动，惊痫抽搐，眩晕，头痛，肢体麻木，手足不遂，风湿痹痛

十四、补益药

1. 补气药

名称	性味归经	用法用量	功效	适应证
山药	甘，平，入脾、肺、肾	煎服，15~30g	益气养阴，补脾肺肾，固精止带	脾气虚弱或气阴两虚，消瘦，倦怠乏力，便溏，肺虚咳喘，腰膝酸软，夜尿频多，遗尿，滑精，早泄

名称	性味归经	用法用量	功效	适应证
黄芪	甘，微温，入脾、肺	煎服，9~30g	补气升阳，固表止汗，利水消肿，生津养血，行滞通痹，托毒生肌	脾气虚弱，消瘦，倦怠乏力，便溏，久泻脱肛，内脏下垂，咳喘日久，表虚自汗，消渴，半身不遂，痹痛麻木，疮疡难溃，久溃不敛
大枣	甘，温，入脾、胃、心	煎服，6~15g	补中益气，养血安神	脾气虚弱，消瘦，倦怠乏力，便溏，脏躁，失眠
人参	甘、微苦，微温，入脾、肺、心、肾	另煎兑服，3~9g	大补元气，复脉固脱，生津养血，安神益智	脾气虚弱，消瘦，倦怠乏力，便溏，便血，紫癜，崩漏下血，短气喘促，心悸怔忡，胸闷气短，心神不宁，失眠多梦，肾虚阳痿，宫冷不孕
白术	甘、苦，温，入脾、胃	煎服，6~12g	益气健脾，燥湿利水，止汗，安胎	脾胃气虚，食少便溏，面色萎黄，语声低微，四肢无力，脾虚小儿流涎，痰饮水肿，泄泻，带下，气虚自汗，胎动不安
甘草	平，甘，入心、肺、脾、胃	煎服，3~10g	补脾益气，祛痰止咳，缓急止痛，清热解毒，调和诸药	心气不足，心动悸，脉结代，脾气虚证，脘腹及四肢挛急疼痛，热毒疮疡，咽喉肿痛，药物、食物中毒
白扁豆	甘，微温，入脾、胃	煎服，9~15g	健脾化湿，和中消暑	脾虚湿滞，食少，便溏，泄泻，白带过多，暑湿吐泻

2. 补血药

名称	性味归经	用法用量	功效	适应证
阿胶	甘，平，入肝、肾、肺	烊化兑服，3~9g	补血，止血，滋阴，润燥	血虚劳嗽，久咳咯血，吐血衄血，大便出血，妇女月经过多，孕妇胎动不安，阴虚燥咳，心烦失眠，阴虚风动，手足瘛疭，血虚便秘
当归	辛、甘、温，入肝、心、脾	煎服，6~15g	补血调经，活血止痛，润肠通便	产后血虚内寒，腹中拘急，绵绵作痛，血虚血瘀，月经不调，经闭，痛经，虚寒性腹痛，跌打损伤，风寒痹痛，痈疽溃疡，血虚肠燥便秘
龙眼肉	甘，温，入心、脾	煎服，9~15g	补益心脾，养血安神	思虑过度，劳伤心脾，气血不足，惊悸怔忡，失眠健忘，贫血
熟地黄	甘，微温，入肝、肾	煎服，9~15g	补血滋阴，益精填髓	血虚萎黄，心悸怔忡，月经不调，崩漏下血，肝肾阴虚，腰膝酸软，骨蒸潮热，心烦不眠，阴虚火旺，骨蒸潮热，盗汗，咳嗽咯血
白芍	苦、酸，微寒，入肝、脾	煎服，6~15g，大剂量15~30g	养血调经，柔肝止痛，平抑肝阳，敛阴止汗	阴血不足，月经不调，崩漏带下，肝阳亢盛，头痛眩晕，肝脾不和，胸胁脘腹疼痛，四肢挛急作痛，自汗，盗汗

3. 补阳药

名称	性味归经	用法用量	功效	适应证
鹿茸	甘、咸，温，入肾、肝	研末冲服，1~2g	壮肾阳，益精血，强筋骨，调冲任，托疮毒	畏寒肢冷，阳痿早泄，宫冷不孕，腰膝酸软，耳聋耳鸣，筋骨痿软，小儿囟门过期不合，冲任虚寒，崩漏带下，疮疡久溃不敛，阴疽内陷不起
肉苁蓉	甘、咸，温，入肾、大肠	煎服，6~10g	补肾阳，益精血，润肠通便	肾虚阳痿，遗精早泄，腰膝冷痛，筋骨痿弱，阳虚便秘，肾虚耳聋耳鸣，健忘，失眠
淫羊藿	甘、辛，温，入肾、肝	煎服，6~10g	补肾阳，强筋骨，祛风湿	阳痿，宫冷不孕，年老体弱，腰膝酸软，风湿痹痛，麻木拘挛
冬虫夏草	甘、苦，平，入肾、肺	煎服，3~9g	补肾益肺，止血化痰	肾阳不足之腰膝酸软，遗精滑精，阳痿早泄，咳嗽咳血，久咳虚喘，病后体虚自汗，头晕目眩
核桃仁	甘，温，入肾、肺、大肠	煎服，10~30g	补肾，益肺，润肠	肾虚腰痛，遗精尿频，肺肾两虚，久咳虚喘，肠燥便秘
锁阳	甘，温，入肝、肾、大肠	煎服，5~10g	补肾阳，益精血，润肠通便	肾虚阳痿，精冷不孕，宫寒不孕，遗精日久，腰膝酸软，筋骨无力，阳虚便秘

4. 补阴药

名称	性味归经	用法用量	功效	适应证
玉竹	甘，微寒，入肺、胃	煎服，6～12g	养阴润燥，生津止渴	燥热伤肺，干咳少痰，口干咽燥，胃阴不足，口干多饮，多食易饥，阴虚烦热多汗，惊悸
枸杞子	甘，平，入肝、肾	煎服，6～12g	滋补肝肾，益精明目	头晕目涩，腰腿酸软，心悸失眠，记忆力减退，视物模糊，目痛干涩，迎风流泪，须发早白，肾虚精少，阳痿遗精，久不生育
石斛	甘，微寒，入胃、肾	煎服，6～12g，鲜品15～30g	益胃生津，滋阴清热	慢性胃炎，口渴津少，纳呆食滞，目暗不明，筋骨痿软，骨蒸劳热，腰腿酸痛
麦冬	甘、微苦，微寒，入胃、肺、心	煎服，6～12g	养阴生津，润肺清心	胃阴不足，胃脘疼痛，舌干口渴，饥不欲食，呕逆，大便干燥，肺虚热咳，干咳日久不愈，羸瘦短气，心烦不寐
百合	甘，微寒，入肺、心、胃	煎服，6～12g	养阴润肺，清心安神	燥热咳嗽，痰中带血，阴虚有热，虚烦惊悸，梦多失眠，心神不宁，精神恍惚，梦遗健忘
黑芝麻	甘，平，入肝、肾、大肠	煎服，9～15g	补肝肾，益精血，润肠燥	肝肾精血亏虚，头晕眼花，须发早白，病后脱发，肠燥便秘

十五、收涩药

名称	性味归经	用法用量	功效	适应证
乌梅	酸、涩、平，入肝、脾、肺、大肠	煎服，6～12g，大剂量可用至30g	敛肺，涩肠，生津，安蛔	气津两伤，消渴引饮，小便清长，肠风下血，梦遗滑精，久咳久泻，遗尿尿频，自汗盗汗，津伤口渴，虚烦心悸，失眠多梦
莲子	甘、涩、平，入脾、肾、心	煎服，6～15g	补脾止泻，止带，益肾固精，养心安神	脾虚久泻，食欲不振，饮食不化，大便稀溏，妇女体虚，带下不止，遗精滑精，虚烦心悸失眠
五味子	酸、甘，温，入肺、心、肾	煎服，2～6g	收敛固涩，益气生津，补肾宁心	久咳虚喘，久泻不止，遗精滑精，自汗盗汗，津伤口渴，内热消渴，虚烦心悸，失眠多梦
山茱萸	酸、甘，微温，入肝、肾	煎服，6～12g	补益肝肾，收涩固脱	眩晕耳鸣，肾虚尿频，遗尿、遗精，腰膝酸痛，带下，冲任不固，月经过多，崩漏，大汗不止
芡实	甘、涩、平，入脾、肾	煎服，9～15g	益肾固精，补脾止泻，除湿止带	滑精，遗尿尿频，腰膝酸软，脾虚湿盛，久泻不止，白浊，带下

|第三章|

中医药膳食疗常用功效方

第一节　解表膳方

一、辛温解表膳方

淡豉葱白煲豆腐（《饮食疗法》）

【功效主治】发汗、解表，止嗽。适用于外感病初起，症见头痛、四肢酸痛，或鼻塞、咳嗽等；妇女妊娠，胎前、产后感冒；虚人风热感冒、伏气发温等病症。

【食方组成】豆腐 250g，淡豆豉 12g，葱白 15g。

【随症加减】素体虚弱者可加黄芪 5g、大枣 20g 炖汤。

【制作方法】先将豆腐略煎，然后放入淡豆豉，加水一碗半煎取大半碗，再加入葱白，煎煮片刻，调味食用。

【食方分析】淡豆豉有微弱的发汗作用，并有健胃、助消化的功效；葱白辛温，专主发散风寒邪气，葱豉结合，发汗解表力增强，可用于风寒、风热、暑湿之证；膳中豆腐能益气和中，与葱豉合用共收扶正解表之功。

【注意事项】豉有淡咸两种，淡者入药，名淡豆豉，家庭一般用来调味的是咸豆豉，功效有所不及。药用淡豆豉制作过程非常复杂，建议去药房购买。

二、辛凉解表膳方

银花饮（民间方）

【功效主治】辛凉解表，疏散风热。适用于外感风热初起，症见发热、咳嗽、咽痛、口微渴等。

【食方组成】金银花 30g，山楂 10g，蜂蜜 250g。

【随症加减】咽痛明显加蒲公英、薄荷等 3～5g；咳嗽痰多加桔梗、生甘草等 3～6g；发热、口渴加石膏、玉竹等 5～10g。

【制作方法】将金银花、山楂放入锅内，加水适量，武火烧沸，3 分钟后取药液一次，再加水煎煮一次，将两次药液合并，放入蜂蜜，搅拌均匀即成。

【食方分析】方中金银花辛凉解表为疏散风热之要药，加山楂、蜂蜜既能促使出汗，又有固护胃气的作用。用于外感风热所致的风热表证。

【注意事项】外感风寒者忌用，症状加重者需及时就医。

三、扶正解表膳方

参苏饮（《太平惠民和剂局方》）

【功效主治】发汗解表，止嗽。适用于外感病初起，症见头痛、四肢酸痛，或鼻塞、咳嗽等；妇女妊娠，胎前、产后感冒；虚人风热感冒、伏气发温等病症。

【食方组成】党参 15g，紫苏叶 12g。

【随症加减】素体虚弱的可加黄芪、大枣 5～20g。

【制作方法】党参、紫苏叶煎煮约 30 分钟，温服即可，不宜大汗。

【食方分析】紫苏叶发散风寒、解肌透邪；党参益气，与紫苏叶相伍，扶正托邪；两药合用共收扶正解表之功。

【注意事项】因固本扶正之品多具温阳滋阴等功效，故此药膳慎用于实证风寒、风热感冒。

第二节　清热膳方

一、清热解毒膳方

蒜芥炝蕨菜（甘肃省药膳研发小组）

【功效主治】清热解毒，利湿通肠。适用于疮疡肿毒的预防与热结便秘的调治。

【食方组成】干蕨菜 200g，芥末粉 20g，蒜泥 30g，盐 4g，植物油 10g，香油 5g，醋 30g，白糖 5g，味精 2g。

【随症加减】牙痛可加马齿苋、蒲公英等 5~10g。

【制作方法】蕨菜用凉水泡软，洗净切成寸段装盘；芥末粉加开水搅成稠糊状，加盖焖 40 分钟，蒜泥用热油炝过；芥末糊、蒜泥、醋、盐、白糖、味精、香油搅拌均匀，上桌时浇在蕨菜上即可。

【食方分析】蕨菜可作菜蔬食用，散血消肿，对痢疾杆菌、伤寒杆菌、金黄色葡萄球菌有抑制作用。

【注意事项】空腹服用及炎热的夏季经常食用疗效更佳，脾胃虚寒者慎用蕨菜（脱水）。

二、清气凉血膳方

五汁饮（《温病条辨》）

【功效主治】清气凉血，生津止渴。适用于外感热病、口渴、咽干、烦躁等症。

【食方组成】梨 1000g，鲜藕 500g，鲜芦根 100g，鲜麦冬 500g，荸荠 500g。

【随症加减】咳嗽加乌梅 10~15g。

【制作方法】洗净的鲜芦根、梨去皮核，荸荠去皮，鲜藕去节，以上四味和鲜麦冬共切碎或剪碎，以洁净的纱布绞取汁，加适量冰糖调味饮用。

【食方分析】方中鲜果皆为甘寒养阴之品，着重清肺经之火热，鲜芦根除清肺热外尚清胃热，鲜麦冬兼清肺胃经之火热，诸味相配，共成外感温热病之清热佳品。

【注意事项】对因高热后津液过伤而引起的口渴较甚者，是理想的食疗汁饮。

三、清热祛暑膳方

荷叶冬瓜汤（民间验方）

【功效主治】清热解暑，利尿祛湿，生津止渴。适用于心烦气躁、肺热咳嗽、痰黄稠、小便短赤、口疮、痈疽。

【食方组成】鲜荷叶 1 张，鲜冬瓜 500g，油、盐适量。

【随症加减】小便不利加白茅根 10~15g。

【制作方法】冬瓜削皮，去瓤、籽，切成块状。鲜荷叶洗净，切成丝，二者同入汤锅中，加水适量，先用大火，煮沸后改用小火，煮熟用精盐调味即成。

【食方分析】荷叶清暑利湿，还有一定的降血脂、降胆固醇的作用。冬瓜清热、利尿、解渴。荷叶配冬瓜，具有清热解暑、生津止渴、利尿祛湿功效，此汤可作为夏季的解暑饮料。

【注意事项】荷叶畏桐油、茯苓、白银。冬瓜外皮和果肉一起煮，效果会更好。

荷叶粥（《养生食疗精选》）

【功效主治】清暑利湿、升发清阳、止血、降血压、降血脂。适用于中暑、高血压、高脂血症、肥胖病，以及夏天受暑热致头昏脑胀、胸闷烦渴、小便短赤等。

【食方组成】新鲜荷叶 1 张，粳米 100g，冰糖适量。

【随症加减】若暑重湿轻者，可加淡竹叶、西瓜翠衣等以祛暑。

【制作方法】取粳米煮粥，待粥熟后加适量冰糖搅匀，趁热将荷叶撕碎覆盖粥面上，待呈淡绿色取出荷叶即可食用。可作夏季点心供早、晚餐温热食用，也可凉饮。

【食方分析】方中荷叶味苦、涩，性平，有清暑利湿、升阳止血之效；粳米具有补中益气、平和五脏、止泻、壮筋骨、通血脉、益精强志、养颜美容的功效，诸药配伍共奏清暑利湿、升发清阳之效。

四、清脏腑热膳方

玫瑰五花糕（《赵炳南临床经验集》）

【功效主治】疏肝解郁，凉血活血。适用于肝气郁结、血瘀血热、脾胃湿热所致胸中郁闷、心烦躁扰、乳房胀痛，以及产后乳肿、风疹发红、痤疮痒痛等的调治。气郁血热型体质妇女经常食用有预防乳腺增生、痤疮、色斑、褐斑的保健功效。

【食方组成】苦水玫瑰花25g，红花、凌霄花、鸡冠花、野菊花各15g，大米粉、糯米粉各250g，白糖100g。

【随症加减】火热偏盛加蒲公英15~30g；口干严重加天花粉10~15g。

【制作方法】玫瑰诸花揉碎备用。大米粉与糯米粉拌匀，糖用水溶开。诸花拌入米粉，迅速搅拌，徐徐加糖水，使粉均匀受潮，并泛出半透明色，成糕粉。糕粉湿度为手捏成团，放开则散。糕粉放入糕模内，用武火蒸12~15分钟。放凉当点心食用，每次30~50g，日1次。

【食方分析】本方源于现代中医皮肤科奠基人赵炳南的经验方，刊载于《赵炳南临床经验集》。方中以玫瑰花疏肝理气、活血化瘀为主料，配合行气活血化瘀的红花、清热祛风凉血的凌霄花、祛风凉血止血的鸡冠花与清热解毒的野菊花，以及健脾和胃利湿的粳米、糯米组成。药食合用，具疏肝解郁、凉血活血、疏风解毒、健脾祛湿之功，用于气血瘀阻、血热脾湿之证。又因花性轻扬，故用于面部皮肤疾患更为相宜，因此本方消郁结、洁颜面的功效较为突出，最宜妇女美容养颜。

【注意事项】经期、孕期、哺乳期妇女忌食。

五、清退虚热膳方

百合白鸭汤（《中国中医药报》）

【功效主治】养阴生津，清心安神。适用于外感发热，尤其是阴虚肺燥。

【食方组成】兰州百合干 20g（鲜品加倍），北沙参 10g，甘肃枸杞子 10g，临泽红枣 20g，白鸭 1 只（1500g 左右或猪小排适量），生姜、葱、精盐、黄酒、胡椒各适量。

【随症加减】阴虚发热或原因不明的低热，加鳖甲 15g；疟疾发热，加鲜荷叶或黄连 10~15g。

【制作方法】百合、沙参、枸杞子、红枣洗净，装入纱布袋，扎紧袋口；白鸭宰杀后褪毛，除去内脏，洗净，切块，沸水焯去血污（或猪小排斩小块，沸水焯去血污）；生姜切片、葱切段。将鸭块（或猪排块）与纱布袋及适量的姜、葱、黄酒、清汤放入炖锅内，如常法用小火炖 1 小时左右。捞出纱布袋，加精盐、胡椒调味即可。佐餐食用，食肉喝汤。

【食方分析】本方为邓沂教授自拟习用方，方中百合养阴生津、润肺清燥、清心安神，最宜秋季气候干燥、燥邪过盛伤肺，或肺之阴津不足，以致出现口干咽燥、咳嗽少痰、大便干燥、小便短少、皮肤干燥等症的调养。再配合益气滋阴的白鸭或猪排，以及养阴润肺的沙参、养阴补血的枸杞子与补气健脾的红枣，使全方共奏养阴益气、润肺止咳之功，故宜于阴虚肺燥的调养。

【注意事项】风寒咳嗽、湿热咳嗽证不宜食用本药膳。

第三节　泻下膳方

芝麻火麻仁粉（《备急千金要方》）

【功效主治】适用于各型习惯性便秘。

【食方组成】芝麻 150g，火麻仁 150g。

【随症加减】若体质较为虚弱、津血枯少的肠燥便秘，可配合柏子仁、郁李仁等 6~10g 同用。

【制作方法】将芝麻、火麻仁拣去杂质，晒干或烘干，研成细末，充分混合均匀，过筛，装入可密封防潮的瓶中，备用。每日 2 次，每次 10g，温开水送服。

【食方分析】芝麻含有大量脂肪和蛋白质，可用作烹饪原料，也具有益精血、润肠燥的药用价值，对大便燥结有较好疗效；火麻仁味甘性平，归脾、胃、大肠经，适用于老人、产妇、体弱等精血不足的肠燥便秘。两者相伍，质润多脂，既能滋养补虚，又可润肠通便，可用于由血虚精亏所致的便秘。

【注意事项】患有慢性肠炎、便溏腹泻者忌食；男子阳痿、遗精者忌食。

桑葚杞参汤（《中医食疗药膳》）

【功效主治】适用于阴虚便秘、老年便秘。

【食方组成】桑葚、枸杞子、玄参各20g。

【制作方法】桑葚、枸杞子、玄参分别洗净，水煎2次，每次用水300mL，煎半小时，2次混合，去渣取汁，分2次服。

【食方分析】桑葚味甘、酸，性微寒，有润肠祛燥的功效，研究表明，桑葚中含有亚油酸、硬脂酸及苹果酸等，有助消化、益胃肠的作用；枸杞子味甘性平，归肝、肾经，可治疗肝肾阴虚、虚劳精亏等；玄参味甘、苦、咸，性微寒，归肺、胃、肾经，主治热病伤阴，津伤便秘。肾主二便，久患便秘常与肾水不足，津液亏损，导致肠燥失润有关，本食疗方中诸药相伍可滋补肝肾，滋阴润燥，对肝肾阴虚或肾气虚等虚秘患者有较好的润肠通便作用。

【注意事项】燥热、寒积引起的便秘不宜食用。

清炒番薯叶（民间验方）

【功效主治】适用于大便燥结、习惯性便秘。

【食方组成】番薯叶250g，精盐适量。

【随症加减】若伴消化不良、便秘、腹胀可加橘皮。

【制作方法】番薯叶洗净沥干，炒锅置旺火，下油，烧至八成热，放入番薯叶，翻炒几下，加精盐炒至熟。早晚空腹服食。

【食方分析】番薯叶是一种有机蔬菜，具有很好的食疗作用，其中含有丰富的膳食纤维，可促进肠胃蠕动，可有效预防便秘及痔疮；盐味咸、性寒，入胃、肾、大肠、小肠经，有补心润燥、泄热通便的功效。二者相伍，能加快食物在肠胃中运转，具有清洁肠道的作用。

【注意事项】肠胃消化能力不佳者、肾病患者，不宜过多食用；不宜和鸡蛋同时食用，鸡蛋中的胆固醇和番薯叶中的鞣酸物质结合在一起，可能会导致腹痛发生。

第四节 祛风湿膳方

一、祛风寒湿膳方

清炖乌蛇 (《养生保健指南》)

【功效主治】祛风除湿，通络止痛。对风寒湿痹型风湿性关节炎尤为适宜。

【食方组成】乌梢蛇 1 条，料酒、葱花、姜末、精盐、味精、五香粉各适量。

【制作方法】将乌梢蛇宰杀，去皮及内脏，洗净，切成 5cm 长的段，备用。砂锅中放入清水适量，火烧至沸，放入乌梢蛇段，烹入黄酒，加葱花、姜末，改用小火煮 1 小时，待乌梢蛇酥烂，加精盐、味精、五香粉，拌和均匀即成。随意服食。

【食方分析】乌梢蛇味甘性平，归肺、脾、肝经，有祛风湿、通经络的功效，主治风湿顽痹、肌肤麻木、筋脉拘挛、肢体瘫痪等；料酒中含有丰富的氨基酸等营养成分，还可消除肉类的腥膻味；生姜辛而散温，回阳通脉之力强。

【注意事项】阴虚内热、内火偏盛之人忌食。

威灵仙狗骨汤 (《中华食疗大全》)

【功效主治】祛风除湿，温经和络。对风寒湿痹型风湿性关节炎尤为适宜。

【食方组成】威灵仙 20g，狗骨 250g。

【随症加减】若是由于风湿所致的肢体疼痛及脚气疼痛等症，常与羌活、独活、牛膝、秦艽等配伍同用。

【制作方法】先将威灵仙拣洗干净，晒干或烘干，切成片。将狗骨洗净，砸碎后，与威灵仙片同放入砂锅，加水适量，大火煮沸后，改用中火煎煮 1 小时，留取浓汁，即成。饮汤汁，上下午分服。

【食方分析】威灵仙味辛、咸，性温，归膀胱经，有祛风湿、通经络的作用，主治风湿痹痛，肢体麻木等；狗骨味甘性温，可健脾和络，活血生肌，主治风湿痛，腰腿无力等。

【注意事项】气血虚弱，无风寒湿邪者慎服；凡病血虚生风，或气虚生痰，脾虚不运，生湿、生痰、生饮者，均禁之。

草乌酒 （《中医食疗药膳》）

【功效主治】祛风除湿，止疼痛。对风寒湿痹型风湿性关节炎尤为适宜。

【食方组成】制川乌 15g，制草乌 15g，当归 20g，牛膝 20g，低度白酒 500mL。

【制作方法】先将制川乌、制草乌、当归、牛膝分别拣洗干净，晒干或烘干，切成片，同放入玻璃瓶中，加入低度白酒，加盖，密封，每日摇动 2 次，浸泡 15 日即可饮用。每日 2 次，每次 1 小盅（约 15mL）。

【食方分析】制川乌与制草乌皆味辛、苦，性热，归心、肝、肾、脾经，有祛风除湿、温经止痛之效，主治风寒湿痹，关节冷痛等；当归味甘、辛，性温，归肝、心、脾经，有补血活血之效，治疗风湿痹痛；牛膝味苦、甘、酸，性平，归肝、肾经，有逐瘀通经、补肝肾、强筋骨之效，主治腰膝酸痛，筋骨无力；白酒有活血化瘀、舒筋通络的功效。

【注意事项】孕妇慎用；不宜与半夏、瓜蒌、天花粉、川贝母、浙贝母、白蔹、白及同用。

二、祛风湿热膳方

复方桑枝茶 （《中华食疗大全》）

【功效主治】清热除湿，通络止痛。对热痹型风湿性关节炎伴红肿热痛者尤为适宜。

【食方组成】新鲜桑枝 100g，忍冬藤 30g，威灵仙 30g，海风藤 20g，甘草 3g。

【制作方法】先将采摘的新鲜桑枝拣去杂质，洗净后晒干，切成片。将忍冬藤、威灵仙、海风藤、甘草分别洗净，晒干或烘干，切成片，与桑枝片同放入砂锅，加足量清水，煎煮 30 分钟，过滤取汁。代茶饮，上下午分服，频频饮用，当日吃完。

【食方分析】桑枝味微苦，性平，归肝经，有祛风湿、利关节的作用，主治风湿痹病，肩臂、关节酸痛麻木等；忍冬藤味甘性寒，归肺、胃经，有清热解毒、疏风通络之效，主治风湿热痹，关节红肿热痛；威灵仙味辛、咸，性温，归膀胱经，可祛风湿、通经络；海风藤味辛、苦，性微温，归肝经，可祛风湿、通经络、止痹痛，主治肢节疼痛、风湿痹痛；甘草味甘，性平，归心、肺、脾、胃经，有清热解毒、缓急止痛、调和诸药之效，主治四肢挛急疼痛等。

【注意事项】气血虚弱，无风寒湿邪者慎服；凡病非风湿及阳盛火升，血虚有热，表虚有汗，疟疾口渴身热者，忌用之。

三、祛风湿强筋骨膳方

红焖牛筋（民间验方）

【功效主治】祛风湿，补肝肾，强筋骨。对风寒湿痹型退行性关节炎尤为适宜。

【食方组成】熟牛筋500g，鲜笋片25g，植物油、酱油、黄酒、葱花、姜末、精盐、味精、红糖各适量。

【制作方法】先将熟牛筋用冷开水冲洗一下，切成3cm左右的段或条，放在砂锅内，加酱油、精盐、红糖，并加清水适量，微火炖至牛筋熟烂（用筷子蘸其卤汁时起丝），停火，待用。炒锅置火上，加植物油烧至七成热，放入鲜笋片熘炒片刻，起锅，倒入盛牛筋的砂锅内，加黄酒、味精，用小火炖片刻，即成。佐餐或当菜，随意服食。

【食方分析】牛筋味甘，性凉，有补肝强筋之效，主治筋脉劳伤，风热体倦等；笋片味甘，性微寒，有益气和胃之效。

骨碎补狗骨汤（《家常食疗菜疗》）

【功效主治】强筋健骨，活血止痛。对风寒湿痹型退行性关节炎尤为适宜。

【食方组成】骨碎补20g，狗骨250g。

【随症加减】若伴腰腿疼痛不止可加牛膝、补骨脂10g。

【制作方法】先将骨碎补拣去杂质，洗净，晒干或烘干，切成片，备用。狗骨洗净，砸碎，与骨碎补片同入砂锅，加水适量，煎煮1小时，用洁净纱布过滤，取汁后回锅中，用小火浓缩至200mL。早晚2次分服，每次 100mL，热饮。

【食方分析】骨碎补味苦性温，归肾、肝经，有补肾强骨、续伤止痛之效，主治风湿痹痛、齿痛、跌打闪挫等；狗骨味甘性温，可健脾和络，活血生肌，主治风湿痛、腰腿无力等。

【注意事项】阴虚内热及无瘀血者慎用。

第五节　化湿利水膳方

一、燥湿和胃膳方

橘皮仁粉饮（《家常食疗菜疗》）

【功效主治】燥湿和胃，健脾消脂。适用于痰湿内阻型脂肪肝。

【食方组成】橘皮 250g，薏苡仁 100g。

【随症加减】若伴脾虚有湿的泄泻、带下，可与白术、茯苓等配伍。

【制作方法】将橘皮、薏苡仁洗净，晒干或烘干，共研成细粉，瓶装备用。每日 2 次，每次 15g，用温开水送服。

【食方分析】橘皮味辛而微苦，性温，入脾、肺经，有理气调中、燥湿化痰功效，可用于治疗脾胃气滞或湿浊中阻所致胸闷、纳呆、便溏等；薏苡仁味甘、淡，性凉，归脾、胃、肺经，有利水渗湿、健脾止泻之效。

【注意事项】阴津亏损，内有实热者慎用。

燥湿瘦肉汤（民间验方）

【功效主治】既能燥湿健脾、渗湿利水，同时兼具营养价值。适用于食欲不振，口淡乏味患者。

【食方组成】炒白术 10g，党参 6g，茯苓 8g，陈皮 5g，瘦肉 100g，生姜 2 片。

【随症加减】若偏于寒湿者，可加桂枝；若痰湿入络，肩酸背痛，可加半夏、枳壳。

【制作方法】瘦肉洗净，剁成肉末备用；炒白术、党参、茯苓、陈皮装入药膳包，与肉泥一起放入炖盅，炖约 40 分钟，加盐调味即可。

【食方分析】炒白术味苦、甘，性温，归脾、胃经，有燥湿利水之效，主治脾虚食少、痰饮眩悸、水肿等；党参味甘性平，归脾、肺经，有健脾益肺之效，可用于脾肺虚弱、气短心悸、食少便溏等；茯苓味甘、淡，性平，归心、肺、脾、肾经，有利水渗湿、健脾宁心的功效，主治水肿尿少、痰饮眩悸、脾虚食少等；陈皮味苦、辛，性温，归肺、脾经，有理气健脾、燥湿化痰之效，主治食少吐泻，咳嗽痰多等；瘦肉味甘咸，性平，入脾、胃、肾经，主治消渴羸瘦。

【注意事项】不宜与藜芦同食；虚寒精滑或气虚下陷者忌服。

二、利水消肿膳方

冬瓜赤小豆汤（《家庭医药杂志》）

【功效主治】利水消肿而不过于寒凉。适用于肝硬化轻度腹水、慢性肾炎腹水。

【食方组成】带皮冬瓜 250g，赤小豆 50g。

【制作方法】带皮冬瓜、赤小豆入砂锅，加水 600mL，大火烧开，小火炖至酥烂，不加盐或糖。分 1~2 次服用，连服 3 日。

【食方分析】冬瓜味甘淡，性凉，入肺、大肠、小肠、膀胱经，有利水消痰之效，主治水肿、胀满、痈肿等；赤小豆味甘、酸，性平，归心、小肠经，有利水消肿、解毒排脓之效，主治水肿胀满、脚气肢肿等。

【注意事项】虚寒肾冷、久病滑泄者不得食。

赤豆茅根粥（《应时补益食谱》）

【功效主治】益气行水，利尿消肿。适用于急性肾炎血尿、小便赤短、黄疸水肿。

【食方组成】赤小豆 50g，粳米 200g，鲜茅根 100g，白糖适量。

【随症加减】若伴喘证者，可加桑白皮 100g。

【制作方法】先将茅根加水 1200mL，煎半小时，去渣留汁于锅中，再加入赤小豆、粳米，小火慢熬成粥，下白糖，调匀。每日服 3~4 次，连服 4~5 日。

【食方分析】赤小豆味甘、酸，性平，归心、小肠经，主治水肿胀满、脚气肢肿等；粳米味甘，性平，入脾、胃经，有益气健脾之效；茅根味甘性寒，归肺、胃、膀胱经，有清热利尿之效，主治尿血、水肿，热淋涩痛、急性肾炎水肿等。

【注意事项】脾胃虚寒，溲多不渴者忌服。

冬瓜乌鱼粥（《食疗与养生》）

【功效主治】和中益气，养肾健脾，利水消肿。适用于慢性肾小球肾炎伴水肿者。

【食方组成】冬瓜 250g，乌鱼 1 条（约 500g），粟米 100g。

【制作方法】先将冬瓜洗净，去外皮及籽，切碎，剁成冬瓜泥糊。将乌鱼宰杀、洗净，入沸水锅中焯透，捞出，剔除乌鱼骨，把乌鱼肉剁成肉泥。粟米淘洗干净，放入砂锅，加水适量，煮沸后改用小火煮 30 分钟，调入乌鱼肉泥，继续用小火煮至粟米酥烂、乌鱼肉泥熟烂，加冬瓜泥糊，拌和均匀，再煮片刻，即成。早晚 2 次分服，注意勿加精盐，淡食之。

【食方分析】冬瓜味甘淡，性凉，入肺、大肠、小肠、膀胱经，主治水肿、胀满等；乌鱼味甘性寒，有利水祛风之效，可用于湿痹、面目浮肿、利大小便等；粟米味甘咸，性凉，入肾、脾、胃经，有益肾和中之效，可治消渴、利小便。

【注意事项】与杏仁同食，令人吐泻。

三、利尿通淋膳方

蚌肉玉米须汤（《花卉养生饮食》）

【功效主治】清膀胱湿热，通利小便。适用于糖尿病、尿路感染、肾炎水肿、黄疸型肝炎。

【食方组成】鲜蚌肉 200g，玉米须 150g，葱、姜、盐、黄酒、味精各 10g。

【随症加减】若伴水肿，可配合冬瓜皮、赤小豆等同用；若伴湿热黄疸，可配茵陈、平地木等同用。

【制作方法】鲜蚌肉、玉米须同入砂锅，加水 500mL，小火煮至熟透，去渣取汁，调味即可。分 2~3 次服用。

【食方分析】蚌肉味甘咸，性寒，入肝、肾二经，有清热凉血之效；玉米须味甘、淡，性平，归膀胱、肝、胆经，有利尿消肿之效，主治急慢性肾炎，水肿，尿路结石，小便不利等。

【注意事项】脾胃虚寒者慎服。

玉米须金钱草汤（《中医食疗药膳》）

【功效主治】破气通淋化石而不伤正。适用于胆道结石。

【食方组成】玉米须、金钱草各 30g，郁金、姜黄、茵陈蒿、鸡内金、枳实各 15g。

【制作方法】诸药加水 600mL，煎半小时，同煎 2 次，2 次混合，去渣取汁，分 2~3 次服用。

【食方分析】玉米须味甘、淡，性平，归膀胱、肝、胆经，主治尿路结石，胆道结石，小便不利等；金钱草味甘、咸，性微寒，归肝、胆、肾、膀胱经，有清热通淋之效，主治热淋、砂淋，尿涩作痛，黄疸尿赤，肝胆结石，尿路结石等；郁金味辛、苦，性寒，归肝、心、肺经，有行气利胆退黄之效，主治黄疸尿赤等；姜黄味辛、苦，性温，归脾、肝经，有行气之效；茵陈蒿味苦、辛，性凉，入肝、脾、膀胱经，有清热利湿之效，主治湿热黄疸、小便不利；鸡内金味甘性平，归脾、胃、小肠、膀胱经，可化痰、理气、利湿；枳实味苦、辛、酸，性温，归脾、胃经，破气之力强。

【注意事项】阴虚失血及无气滞血瘀者忌服，孕妇慎服；气虚胀滞、蓄血发黄者禁用。

西瓜茅根饮（《家常菜保健食谱》）

【功效主治】清热利尿之效明显。适用于急性肾炎血尿、小便短赤。

【食方组成】西瓜 100g，茅根 30g。

【制作方法】西瓜连皮切片，茅根洗净切段，加水 400mL，煎至 200mL。分 1~2 次服用，连服 5~7 日。

【食方分析】西瓜味甘性寒，入心、胃、膀胱经，有清热解暑、通利小便之效，主治暑热烦渴，热盛津伤，小便不利；茅根味甘性寒，归肺、胃、膀胱经，主治尿血、水肿，热淋涩痛等。

【注意事项】中寒湿盛者忌服。

四、利湿退黄膳方

金钱草茶（《中国药茶大全》）

【功效主治】清热通淋。适用于肝胆湿热型慢性胆囊炎。

【食方组成】金钱草60g。

【随症加减】若伴石淋，可与海金沙、鸡内金等同用；湿热黄疸，可与茵陈、栀子同用。

【制作方法】将金钱草拣去杂质后放入砂锅，加水浸泡30分钟，先用大火煮沸，再改小火煎20分钟。早晚2次分服，金钱草也可同时嚼食。或代茶频饮。

【食方分析】金钱草味甘、咸，性微寒，归肝、胆、肾、膀胱经，有清热通淋之效。

【注意事项】凡阴疽诸毒，脾虚泄泻者，忌捣汁生服。

薏苡赤豆粥（《养肺护肝食谱》）

【功效主治】健脾利水。适用于黄疸病湿重于热、面目色黄、脘腹胀痛、头昏身重、食欲不振。

【食方组成】赤小豆、薏苡仁各30g，白糖适量。

【随症加减】若伴湿热内蕴之小便短赤，可与滑石、通草等同用；若伴脾虚水肿、脚气肿痛，配伍茯苓、白术、木瓜、吴茱萸等同用。

【制作方法】赤小豆、薏苡仁洗净，加水800mL，烧开后，熬至酥烂时，再将白糖放入，搅拌均匀，继续熬至糖溶粥成。分2次空腹服用。

【食方分析】薏苡仁味甘、淡，性凉，归脾、胃、肺经，有健脾行水之效；赤小豆味甘、酸，性平，归心、小肠经，主治水肿胀满、脚气肢肿等。二者相伍，则脾气得健，水饮下行而身黄去。

【注意事项】脾约便难及妊娠者慎服。

大麦茵陈汤（《食疗与养生》）

【功效主治】燥湿除热。适用于黄疸型肝炎。

【食方组成】大麦 50g，茵陈蒿 20g，橘皮 10g。

【制作方法】各料水煎 2 次，每次用水 500mL，煎半小时，混合后去渣取汁。分 2 次服用。

【食方分析】大麦味甘咸，性凉，入脾、胃二经，有宽肠、利水之效，主治小便淋痛、水肿等；茵陈蒿味苦、辛，性凉，入肝、脾、膀胱经，有清热利湿之效，主治通身发黄、小便不利；橘皮味辛苦，性温，入脾、肺经，有理气燥湿之效。

【注意事项】非因湿热引起的发黄忌服。

紫茄饭（民间验方）

【功效主治】清热健脾，和中退黄。适用于黄疸型肝炎。

【食方组成】粳米 150g，紫茄 2 个，精盐、味精、麻油各适量。

【制作方法】先将粳米加水 300mL 烧开后，再将紫茄 2 个洗净切块，转用小火煮至熟，下精盐、味精，淋麻油拌匀。分 1~2 次服用。

【食方分析】紫茄味甘，性凉，入肝、脾二经，有清热活血之效；粳米味甘，性平，入肺、脾、胃经，可滋阴润肺、健脾和胃。

【注意事项】不可多食，多食动气，易发痼疾。

第六节　温里膳方

二香膏（《养生食疗精选》）

【功效主治】温胃散寒，降逆止呕。适用于胃寒呃逆之证。

【食方组成】丁香、沉香、吴茱萸各 15g，生姜汁、葱汁各 5mL。

【随症加减】若呕吐较甚者，可加半夏、陈皮、砂仁等以增强和胃止呕之力；头痛较甚者，可加川芎以加强止痛之功；肝胃虚寒重症，可加干姜、小茴香等温里祛寒。

【制作方法】先将前3味药共研细末，加入姜汁、葱汁调匀如软膏状，装瓶备用。用时取药膏适量，敷于脐孔上，外以纱布覆盖，胶布固定。每日换药1次。

【食方分析】方中丁香味辛性温，归脾、胃、肺、肾经，有温中降逆、散寒止痛、温肾助阳之效；沉香味辛、苦，微温，归脾、胃、肾经，有行气止痛、温中止呕、纳气平喘之效；吴茱萸味辛、苦，性热，有小毒，归肝、脾、胃、肾经，有散寒止痛、降逆止呕、助阳止泻之效。三者共用为本方主药，配以生姜汁、葱汁发汗解表，疏散表邪。诸药相配共奏温胃散寒、降逆止呕之功效。

升压药茶（《养生食疗精选》）

【功效主治】温阳益气，升血压。适用于低血压头晕及虚寒性胃痛、腹痛者饮用。

【食方组成】太子参（又名孩儿参）9g，肉桂3g，炙甘草3g，沸水适量。

【随症加减】若呕吐涎沫，或少腹痛者，可加盐炒吴茱萸温胃暖肝，下气止呕；泄泻不止者，可加升麻、黄芪等益气升阳止泻；呕吐不止者，可加姜汁温胃止呕。

【制作方法】将太子参、炙甘草切成薄片，肉桂为末，共入一带盖的茶水杯中，然后冲入沸水，加盖焖置10分钟即成。1日1次，频频饮服，饮完再冲入沸水泡服，直至无味为止，最后参片也可嚼服。

【食方分析】方中太子参味甘、微苦，性平，归脾、肺经，有补气健脾、生津润肺之效；肉桂味辛、甘，性大热，归肾、脾、心、肝经，有补火助阳、散寒止痛、温经通脉、引火归原之效；炙甘草味甘，性平，归心、肺、脾、胃经，有补脾益气、祛痰止咳、缓急止痛、清热解毒、调和诸药之效。诸药相配共奏温阳益气、温通经脉之效。

桂浆粥（《养生食疗精选》）

【功效主治】温中补阳，散寒止痛。适用于虚寒性痛经及脾阳不振、脘腹冷痛、饮食减少、消化不良、大便稀薄等。

【食方组成】肉桂2~3g，粳米50~100g，红糖适量。

【随症加减】若兼气虚不足者，可加党参、黄芪等甘温补气；肉桂亦可改桂枝，加强温通血脉、和营通滞作用。

【制作方法】将肉桂煎取浓汁，去渣；粳米加水适量，煮沸后，调入桂汁及红糖，同煮为粥。或用肉桂末 1~2g 调入粥内同煮。每日 2 次。一般以 3~5 天为 1 个疗程。

【食方分析】方中肉桂味辛、甘，性大热，归肾、脾、心、肝经，有补火助阳，散寒止痛，温经通脉，引火归原之效；配以粳米、红糖，温中补阳，散寒止痛。

酒洗苁蓉粥（《养生食疗精选》）

【功效主治】温补下元。适用于妇女虚寒性痛经。

【食方组成】鲜肉苁蓉50g，粳米、羊肉、白酒各适量。

【随症加减】若中焦寒重者，可加干姜以增强温中散寒之力；面色萎黄、短气神疲者，可加人参、黄芪、当归以补养气血。

【制作方法】选用肉苁蓉嫩者，刮去鳞，用酒洗，煮熟后切薄片，与粳米、羊肉同煮成粥，加入调味品。每日 1~2 次，温热食。

【食方分析】方中肉苁蓉味甘、咸，性温，归肾、大肠经，有补肾助阳、润肠通便之效；羊肉补肝明目、温补脾胃、补血温经，白酒有活血通脉、助药力、增进食欲、消除疲劳之效；粳米具有补中益气、平和五脏、止泻、壮筋骨、通血脉、益精强志、养颜美容的功效，诸药配伍可温补下元。

归参炖母鸡（《乾坤生意》）

【功效主治】本方具有补血益气、健脾温中的作用。适用于气血虚弱、脾胃虚衰体质之人，以及慢性肝炎、贫血等病症出现面色萎黄、头晕心悸、肢体倦乏、食欲不振、恶心腹胀等的调理或调治。经常食用本方有强壮身体、益寿延年的作用。

【食方组成】岷县当归10g，甘肃党参15g，母鸡1只（约1500g），生姜、葱、料酒、食盐、精盐、胡椒各适量。

【制作方法】母鸡宰杀后，去掉毛与内脏，洗净；再将洗净、润软、切片的当归、党参放入鸡腹内，置砂锅中，加入葱、姜、料酒等，倒入适量清水或清汤，武火煮至沸后，改用文火炖至鸡肉熟透，加精盐、胡椒调味即成。佐餐食用，食肉喝汤。

【食方分析】本方由补血圣药当归与益气补中、强健脾胃的党参，以及母鸡组成。母鸡味甘性温，入脾、胃二经，既补虚温中（《神农本草经》），又添髓补精（《日华子本草》），有气血双补、重在补气的特点。三者合用，全方具补血益气之功。

【使用注意】阳热证、阴虚证、湿热证而有发热、口干、胸闷等不适者不宜使用本方。

岷归羊肉汤（《生活与健康》）

【功效主治】本方具有温阳散寒、养血补虚、通经止痛的作用。适用于阳虚血弱体质者出现畏寒肢冷、脘腹冷痛、耐夏不耐冬等不适的调理；以及男性寒疝腹痛和妇女产后气血亏损感寒引起腹痛、畏寒、肢冷与恶露不下等的调治。

【食方组成】岷县当归、巴戟天各5g，甘肃枸杞子、临泽红枣、生姜各10g，羊肋条肉1000g，葱、精盐、黄酒、胡椒与清汤各适量。

【制作方法】羊肉洗净，切块，开水焯去血污；生姜、葱洗净，姜切片，葱切段；当归、枸杞子、红枣、巴戟天洗净，当归、巴戟天润软、切片装入纱布袋，扎紧袋口。将焯过的羊肉块与纱布袋和洗净的枸杞子、红枣，以及姜片和适量的葱段、黄酒，放入炖锅内，加清汤或沸水，如常法用小火炖1.5小时。捞出纱布袋，弃除姜、葱，加精盐、胡椒调味即可。佐餐食用，食肉喝汤。

【食方分析】本方原名"当归温阳汤"，为邓沂教授自拟习用方，刊录于《生活与健康》杂志，实由张仲景《金匮要略》"当归生姜羊肉汤"改创。方中以当归与羊肉为主，合入枸杞子、红枣与巴戟天、生姜组成。当归补血活血、散寒止痛；羊肉温肾助阳、益精补血；枸杞子滋补肝肾、补血益精；红枣益气养血、健脾益胃；巴戟天温肾助阳、散寒止痛；生姜温中散寒、开胃醒脾。原方以当归、羊肉温补，而以生姜宣散其寒，今又加入枸杞子、红枣强化养血作用，巴戟天强化温阳功效，故具温阳散寒、养血补虚之功，宜于阳气虚弱、精血不足诸证使用。

【使用注意】阳热证、阴虚证、湿热证而有发热、口干、胸闷等不适者不宜使用本方。

党参茯苓粥（《圣济总录》）

【功效主治】本方具有益气温中、健脾养胃的作用。适用于气虚中寒、脾胃不足引起的倦怠无力、面色㿠白、饮食减少、食欲不振、反胃呕吐、大便稀薄等的调养。亦用于脾胃虚寒型溃疡病、慢性胃炎所致胃脘痞闷、脘腹冷痛等的调治。

【食方组成】甘肃党参、茯苓各15g，生姜3g，粳米50g。食盐少许。

【制作方法】先将党参、茯苓、生姜洗净，生姜切片，加水煎煮取汁，备用。粳米加水煮粥，粥成后加入药汁，再入食盐调味。分2次食用。

【食方分析】本方原名"参苓粥"。方中党参、茯苓皆属味甘性平之品，均主入脾经，党参具健脾益气之功，茯苓有渗湿利水、健脾和胃之效；生姜温中散寒，开胃醒脾，粳米补中益气，健脾和胃。全方合用，具益气温中、健脾养胃之功。

锁阳烫面饼（《丝绸之路》）

【功效主治】本方具有温阳补肾、益气健脾的作用。适用于脾肾两虚、阳气虚衰引起畏寒肢冷、食欲不振、腰膝酸软、脘腹冷痛等的调补。亦用于阳虚体质的保健与老年习惯性便秘的防治。

【食方组成】河西鲜锁阳（干品50g）、小麦面粉各500g，甘肃枸杞子或临泽红枣50g，香豆粉适量，植物油适量。

【制作方法】枸杞子或红枣加水煎取浓汁，备用。鲜锁阳刮去茎根上红褐色的鳞状表皮，洗净，磨成糊浆（干锁阳打成细粉）。锅放火上，将鲜锁阳糊浆倒入锅中，加适量开水，以大火熬煮至沸腾时改以小火，此时可加入事先准备好的枸杞汁或红枣汁，撒进面粉并不停地搅拌，待锁阳与面粉均匀地成为稠糊时，全部盛出放入盆中（若用干锁阳，需将锁阳粉、小麦面粉放盆内，将枸杞汁或红枣浓汁煎沸代替开水烫面）。烫面稍凉冷后开始揉面，揉面时可加入香豆粉，揉匀后，分成若干个大小适中的面胚，再擀成薄饼。平底锅放火上，用胡麻油、菜籽油、花生油等抹匀锅底，将面饼放入并不停地翻烙，五六分钟饼熟，用锅铲轻轻铲出放入平底盘中即可。随意食用。

【食方分析】本方为民间验方，亦称"锁阳烫面油饼"，是甘肃酒泉市金塔县、瓜州县及武威市民勤县等地的著名小吃，曾获"精品陇菜（面点、小吃）""甘肃特色名优小吃"称号，刊录于《丝绸之路》等杂志。本方由锁阳和小麦面粉组成，亦可加入枸杞子、红枣和香豆粉。方中锁阳补肾助阳、益精养血、润肠通便。小麦面味甘，性凉，入脾、肾、心三经，有补脾益胃、益肾养心的作用。本方是将小麦面烫熟（即烫面），同时采用烤制方法制成，故其性质由凉转温，温脾益肾作用得到增强，而清心作用得以降低。枸杞子益精养血、补肝益肾；红枣健脾益胃、补益气血；香豆粉（亦称苦豆粉，是植物胡芦巴嫩茎叶晒干磨成的粉，其种子为中药胡芦巴）为西北地区制作面食常用的香料，有温胃健脾、暖中止痛的保健价值。全方合用，具脾肾双补、温阳益气之功。

第七节　理气膳方

苏子陈皮酒（《养生食疗精选》）

【功效主治】健脾理气，燥湿化痰，止咳。适用于支气管炎之咳嗽、气急、痰多色白等。

【食方组成】陈皮 15g，苏子 20g，黄酒 200mL。

【制作方法】将陈皮制为粗末，与苏叶一同浸入黄酒内，密闭 3 日即成。每次服 1 小杯，每日 3 次。

【食方分析】方中陈皮味辛、苦，性温，归脾、肺经，有理气健脾、燥湿化痰之效；苏子味辛，温，归肺、大肠经，有降气化痰、止咳平喘、润肠通便之效；黄酒有促进食欲、舒筋活血、抗衰老之效。诸药配伍以健脾理气、燥湿化痰、止咳。

玫瑰鸡脯片（《西北菜肴趣谈》）

【功效主治】本方具有补益气血、健脾益胃、理气升阳的作用。适用于肝郁气滞、肝胃肝脾不和所致精神郁闷、性情烦躁、胸胁脘腹胀痛、食少腹泻等不适的调治。亦用于春季肝气不升、气血不足致使精神萎靡、身体疲劳、食欲不振等不适的调补。

【食方组成】苦水糖玫瑰 5g，鸡脯肉 150g，五花肉 50g，鸡蛋清 2 个，鸡蛋黄 8 个，鸡汤 30mL，熟火腿末 40g，精盐、料酒、味精、湿淀粉、食用植物油各适量。

【制作方法】糖玫瑰化水沥渣，备用。鸡脯肉去筋皮，切成薄片，盛入碗内，加适量精盐、料酒和蛋清上浆。五花肉剁成肉末放入碗内，加适量精盐和鸡汤，搅开后加蛋黄、玫瑰水、适量味精，搅成肉糜蛋糊。锅放火上烧热，加油 500mL 滑锅，烧至三成热时，放入鸡片滑散，倒漏勺内控油。锅内留底油 50mL，烧五成热时倒入肉糜蛋糊，急速推炒至熟，将一半盛在盘底，另一半留锅内，加入滑好的鸡片推搅两颠，盛在盘中另一半上，撒上火腿末即成。

【食方分析】本方源于民间验方，现各地均有使用。方中以鸡肉、玫瑰为主，加入五花肉、鸡蛋、火腿等组成。鸡肉滋补肝肾、益气健脾；鸡蛋味甘性平、补益气血、健脾益胃，蛋白性微寒，以补气为主，蛋黄性微温，以补血为主。五花猪肉益气养血、滋阴润燥、益肾补中。火腿味甘微咸，性温，具健脾开胃、滋肾益精、补气养血之功，主治虚劳神疲乏力、腰脚软弱与脾胃虚弱泄泻、食欲不振。玫瑰既理气解郁，又升动阳气。因此，本方既具健脾益胃、理气解郁之功，又有补益气血、升动阳气之效。

第八节　理血膳方

一、活血膳方

红糖金针菜汤（《养生食疗精选》）

【功效主治】活血消肿。对痔疮初起可以消散，对较重症有减轻痛苦之功。

【食方组成】红糖、金针菜各 120g。

【随症加减】若气血两虚者加党参、黄芪等补气药。

【制作方法】将金针菜用水 2 碗煎至 1 碗，和入红糖。温服，每日 1 次。

【食方分析】方中红糖补中缓肝、和血化瘀、调经；金针菜可降脂降压、益智健脑、预防癌症，两药配伍可活血消肿。

【注意事项】外感风寒者忌用，症状加重者需及时就医。

桃仁红花川芎蜜饮（《养生食疗精选》）

【功效主治】活血化瘀，行气通络。主治气滞血瘀型颈椎病。

【食方组成】桃仁 10g，红花 6g，川芎 10g，白蜜适量。

【随症加减】气滞甚者加枳壳、木香。寒湿甚者加肉桂。

【制作方法】将桃仁、红花、川芎同入锅中，加水适量，用小火煎煮40 分钟，取汁，待温后加入白蜜调服。早、晚 2 次分饮。

【食方分析】方中桃仁味苦、甘，性平，有小毒，归心、肝、大肠经，有活血祛瘀、润肠通便、止咳平喘之效；红花味辛，性温，归心、肝经，有活血通经、祛瘀止痛之效；川芎味辛，性温，归肝、胆、心包经，有活血行气、祛风止痛之效；诸药配伍以活血化瘀，行气通络。

【注意事项】孕妇忌用，便溏者慎用，桃仁有毒，不可过量。

杜仲丹参酒（《养生食疗精选》）

【功效主治】活血行气，祛风止痛。主治腰腿酸痛、久痛络脉痹阻等症。

【食方组成】杜仲、丹参各 20g，川芎 10g，糯米酒 500mL。

【随症加减】气滞重而痛甚者，加三七增强活血祛瘀、消肿止痛之功。

【制作方法】将前 3 味药研碎，装入药袋，与白酒同置于洁净容器中，密封，浸泡。3～5 日后即可过滤去渣取液。不限时，将药酒温热饮用。

【食方分析】方中杜仲味甘，性温，归肝、肾经，有补肝肾、强筋骨，安胎之效；丹参味苦，性微寒，归心、心包、肝经，有活血调经、祛瘀止痛、凉血消痈、除烦安神之效；川芎味辛，性温，归肝、胆、心包经，有活血行气、祛风止痛之效；糯米酒调味增香，暖胃活血，缓解神经衰弱。诸药配伍以活血行气，祛风止痛。

【注意事项】阴虚火旺者忌服。孕妇忌用，便溏者慎用，本品有毒，不可过量。

二、调经血膳方

姜艾薏苡仁粥（《养生食疗精选》）

【功效主治】温经化瘀，散寒除湿。适用于寒湿凝滞型痛经，症见经前或行经期小腹冷痛、得热痛减、经行量少、色暗有块、恶寒肢冷、大便溏泻、苔白腻、脉沉紧。

【食方组成】干姜、艾叶各 10g，薏苡仁 30g。

【随症加减】若虚寒凝滞者，可酌加茴香、高良姜等温经散寒。

【制作方法】先将干姜、艾叶煎水取汁，然后加入洗净的薏苡仁煮粥。每日 2 次，温热食。

【食方分析】方中干姜味辛，性热，归脾、胃、肾、心、肺经，有温中散寒、回阳通脉、温肺化饮之效；艾叶味辛、苦，性温，有小毒，归肝、脾、肾经，有温经止血、散寒调经、安胎之效；薏苡仁味甘、淡，性凉，归脾、胃、肺经，有利水渗湿、健脾、除痹、清热排脓之效。诸药配伍以温经化瘀，散寒除湿。

归地焖羊肉（《备急千金要方》）

【功效主治】本方具有补血益气、温中暖下的作用。适用于体质素虚，或病后、产后体虚，出现神疲乏力、头晕眼花、畏寒肢冷、脘腹冷痛等气血虚弱、阳气不足等不适的调理。亦可用于脾胃虚寒所致慢性胃炎、溃疡病脘腹冷痛、阳虚寒盛致使冠心病胸闷心痛，以及妇女血虚宫冷引起月经推后、月经量少与痛经等的调治。

【食方组成】岷县当归、生地黄、干姜各 10g，羊肉 500g，葱、生姜、蒜、花椒及料酒、精盐、味精、白糖、香油各适量，清汤 2000mL，食用植物油 150mL。

【制作方法】当归、生地黄、干姜与葱、生姜洗净，生姜切片，葱切段，蒜剥皮。羊肉用水洗净，沸水锅中放入葱段，再放入羊肉氽透，捞出晾凉，用清水冲洗一次，切成 4cm 见方的厚块。将羊肉用姜片、葱段、料酒、酱油抹匀，腌 30 分钟待用。锅置火上，加入植物油，待油温六至七成热时，把羊肉下油锅内炸成黄色，捞出。将锅内油倒出，留 50mL 底油加葱段、干姜片、花椒，炸出香味，放酱油、清汤、羊肉、生地黄、当归、料酒，倒入砂锅内大火烧开，移小火上慢煨，至七成烂时，放蒜入锅，待羊肉烂熟时，放入盐、白糖、味精调味收汁，淋上香油起锅，整齐地摆放入盘内，放上香菜装点即成。

【食方分析】本方源自《备急千金要方》，收录于《中国药膳大全》等书籍。方中以当归、羊肉合入生地黄、干姜。当归补血活血、散寒止痛。羊肉温肾健脾、益气补血。生地黄亦称干地黄，味甘微苦，性微寒，为补益阴血之上品。干姜味辛，性热，具温中散寒、温经止痛之功。由于生地黄性寒滋腻，极易伤阳碍胃，干姜味辛，性热，与当归、羊肉等合用易于上火，因此方中是生地黄配伍干姜，使全方得生地黄温而不燥，得干姜又寒而不凝、滋而不滞，可谓照顾全面。全方合用，具养血补气、温肾健脾、散寒止痛的综合作用，故宜气血虚弱、阳气不足诸证使用。

【使用注意】外感病发热及湿热体质者不宜使用本方。

岷归酱蹄筋（民间验方）

【功效主治】本方具有补血益肝养筋、温经通脉止痛的作用。适用于年老体弱、血虚筋衰所致肢体困乏无力、腰膝酸软疼痛等的调补，以及气血不足、肝肾虚衰引起风寒湿邪侵袭，导致肢体关节酸胀疼痛等风寒湿痹的调治。

【食方组成】岷县当归 5g，鲜牛蹄筋 1000g，八角、茴香、丁香、花椒、香叶、生姜、桂皮、良姜、胡椒、精盐、酱油、白糖、黄酒各适量。

【制作方法】牛蹄筋洗干净，入锅加水、黄酒焯水后捞出洗净；当归、八角、茴香、丁香、花椒、香叶、生姜（拍松）、桂皮、良姜、胡椒装入调料袋扎口，用温水泡洗两遍。锅内加水放入牛蹄筋，烧开撇净浮沫，加入黄酒、酱油、白糖、调料包，旺火烧开，中小火酱 120 分钟，加盐继续酱 60 分钟关火；酱汤放凉后捞出牛蹄筋改刀装盘。

【食方分析】本方为甘肃民间验方，由冯胜利先生整理研发。方中以当归与牛蹄筋为主。当归味甘微辛，性温，既可补血养血，亦可活血止痛，故《本草正》谓其"补中有动，行中有补，诚血中之气药，亦血中之圣药也"。牛筋味甘，性凉，归肝经，以其"以筋补筋"和"肝藏血、主筋膜"，故有"补肝强筋，益气力，续绝伤"（《本草从新》）的功效。两者配伍，考虑气血运行喜温恶寒的特性，同时需消除牛筋的异味，故加入茴香、丁香、花椒、香叶、生姜、桂皮、良姜、胡椒等辛温、辛香温经通脉、除味走香调味。全方共奏补血养筋、温经止痛之功，宜于血虚筋衰诸证的调补与血虚风寒湿痹的调治。

第九节　消食醒酒驱虫膳方

一、消食化滞膳方

萝卜酸梅汤（《养生食疗精选》）

【功效主治】消食化滞。饮食停滞型消化不良。

【食方组成】鲜萝卜250g，酸梅2枚。

【制作方法】将萝卜洗干净，切片，加清水三碗，同酸梅共煮，煎为一半，加食盐调味即可。1日2次。

【食方分析】方中鲜萝卜可以促进消化，用于食积腹胀，消化不良，胃纳欠佳；酸梅为碱性食物，能帮助脾胃消化。

多味饭（民间验方）

【功效主治】消食化滞。饮食停滞型消化不良。

【食方组成】炒麦芽50g，枳实30g，炒山楂30g，粳米300g。

【随症加减】腹胀满较甚，里急后重者，可加木香、槟榔等以助理气导滞之功。

【制作方法】炒麦芽、枳实、炒山楂水煎3次，合并药液；粳米洗干净加药液及适量水，煮成米饭。于中午、晚餐后食用。

【食方分析】方中炒麦芽行气消食，健脾开胃，用于食积不消，脘腹胀痛；枳实破气消积，化痰消痞，对于积滞内停、痞满胀痛有良好的作用；炒山楂可以健脾胃，消食积；粳米能提高人体免疫力，补中益气，健脾利湿。四药合用，共奏行气健脾消积，行气而不伤气。

【注意事项】粳米不能与马肉、蕨菜、蜂蜜同食。

麦芽神曲汤 (《养生食疗精选》)

【功效主治】消食化滞。用于饮食停滞型消化不良，症见脘腹满闷，嗳腐吞酸，恶心呕吐。

【食方组成】大麦芽 15g，神曲 15g。

【随症加减】若食积较重，可加枳实、槟榔；若苔黄脉数者，可加黄连、黄芩；大便秘结者，可加大黄。

【制作方法】加水按常法煎汤。每日 1 剂，1 日 2 次。

【食方分析】方中大麦芽行气健脾；性味甘温，能促进消化，提高食欲，维持消化功能。

【注意事项】脾阴不足，胃火盛者及孕妇慎用。

二、健脾消食膳方

羊肉秫米粥 (《生活与健康》)

【功效主治】补虚开胃。治脾胃虚弱而致的消化不良，腹部隐痛。

【食方组成】羊肉 100g，秫米（即高粱米）100g，盐少许。

【随症加减】兼脾虚甚者，可加白术 9g。食少难消加山楂、神曲、麦芽消食和胃。

【制作方法】先将羊肉切丁，再同秫米按常法共煮成粥即可。日常食用。

【食方分析】羊肉肉质细腻，容易消化吸收，具有补精血、益虚劳、温中健脾的作用；高粱米和胃健脾，温中消积；食盐是最常用调味品，也具有通顺胃气的作用。

【注意事项】高血压、糖尿病患者忌用高粱米。

生姜大枣散 (《家庭养生偏方精选》)

【功效主治】补中益气，和胃消食。用于气虚导致的纳差、消化不良。

【食方组成】生姜 20g，大枣 80g。

【制作方法】将生姜去皮，大枣去核，焙干研末，混匀，装瓶备用。每次服 10g，以温开水送服。每日 2~3 次。

【食方分析】生姜辛温，可散寒发汗，和胃止呕；大枣甘温归脾胃经，可补中益气，缓和药性。两药合用，不使生姜发散之力太过，达补气又不使气壅滞。共达益气、消食之功。

山楂丸（《家庭养生偏方精选》）

【功效主治】补中，化积。适用于脾胃虚弱所致的消化不良。

【食方组成】山楂（山里红）、怀山药各250g，白糖100g。

【随症加减】大便溏薄加肉豆蔻30g，脾虚甚加人参、白术少许。

【制作方法】怀山药、山楂晒干研末，与白糖混合，炼蜜为丸，每丸重15g。每日3次，温开水送服。

【食方分析】方中怀山药甘平，益气养阴，补脾气，用于脾气虚弱，食少便溏；山楂酸甘温，可刺激胃黏膜分泌胃液以消纳积食，增加食欲；白糖可以补充热量，维持机体正常功能，也可改善口感。

三、驱虫化积膳方

槟榔姜汤（《养生食疗精选》）

【功效主治】健脾开胃，除烦躁，振食欲，消积化食，驱虫。适用于虫积腹痛等症。

【食方组成】生姜5g，槟榔5~9g。

【随症加减】呕甚者，可加吴茱萸少许；大便不通可加大黄少量。

【制作方法】将槟榔切片或打碎，生姜切片，加水400mL，煎汤饮，日服2次，每日1剂。

【食方分析】方中生姜辛温，可散寒发汗，和胃止呕；槟榔具有消食积，增加食欲，驱虫，下气的作用。

四、解酒醒酒膳方

百杯散 (《家庭养生偏方精选》)

【功效主治】 醒脾利湿，利尿，解酒毒，理肠胃。停酒，胸膈痞闷，饮食不快，以及一切酒病。

【食方组成】 甘遂、橘皮 (去白)、葛花 (净) 50g。

【制作方法】 将上述药物加工成细末，和匀备用。每次取药末 3g，加入 20~30g 黄酒中，调匀即可。每服 3g，用温酒卧调服，至夜利下，酒病方愈，未治再服。

【食方分析】 药停胸膈，滞而不散，必致胸膈痞闷，饮食不快。方中橘皮、葛花共解酒毒，开胃除痞；甘遂泻逐酒毒，使从二便利下，则酒病愈矣。然甘遂峻猛有毒，应用时需加慎重。

【注意事项】 忌食甘草一二日。方中甘遂药性峻猛，切勿过剂。一般在临睡前服过药物后，当夜可泻下积食而愈。若过剂后易发生腹痛、腹泻不止，宜慎用之。

石膏汤 (《四季养生与食疗》)

【功效主治】 饮酒过多，大醉不醒。

【食方组成】 石膏 15g，葛根 100g，生姜 100g。

【制作方法】 将上药碾碎如麻豆大，每服 15g，以水两小碗，煎至一碗，去渣即可。温服，不拘时候。

【食方分析】 石膏可清热泻火，解渴生津；葛根解热除烦，生津止渴，可以补充一定量的葡萄糖；生姜活血祛寒，镇吐用至 100g。三药合用清热生津、镇吐，用于大醉不醒者。

甘蔗汁 (民间验方)

【功效主治】 解酒止呕。用于酒醉后干呕、口干等。

【食方组成】 新鲜甘蔗 400g。

【制作方法】 将甘蔗切碎，加入适量水，煎煮至沸，去渣，即可饮服。

趁热次顿服，也可以取鲜甘蔗汁 300mL，加热频饮。

【食方分析】甘蔗可以和中润燥，清热除烦。甘蔗汁煮沸益脾胃，可治疗发热口干，呕吐反胃。

【注意事项】甘蔗性寒，身体虚寒、糖尿病患者不能服。

第十节　止咳平喘膳方

一、化痰止咳膳方

贝母冬瓜（《健康与生活》）

【功效主治】止咳，化痰，润肺。用于肺燥者，能有效缓解肺气肿症状。

【食方组成】浙贝母 12g，冬瓜 1 个，杏仁 10g，冰糖少许。

【制作方法】将冬瓜切去上端当作盖子，挖出瓜瓤，填入浙贝母、杏仁、冰糖，将冬瓜放入锅内蒸熟即成。每日 1 剂，早晚分服。

【食方分析】浙贝母性寒，可以清热化痰，散结消痈，能有效治疗痰热咳嗽；冬瓜性味甘寒，可清热解毒，利水消痰，润肺；杏仁降气止咳平喘，用于胸满痰多，咳嗽气喘；中医学认为冰糖具有润肺、止咳、清痰和去火的作用，也为炖煮的佐料。

【注意事项】糖尿病患者不宜吃冰糖。

三子止咳茶（《家庭养生偏方精选》）

【功效主治】祛痰止咳。用于治疗咳嗽。

【食方组成】紫苏子、白芥子、莱菔子各 3g。

【随症加减】咳甚喘急者，可加杏仁、厚朴以降气止咳；脾虚食少者，加人参、白术、陈皮少许。

【制作方法】上述 3 味洗净微炒，敲碎后，用生绢小袋盛放，煮作汤。代茶饮，可常服。

【食方分析】方中白芥子温肺化痰，利气散结；紫苏子降气化痰，止咳平喘；莱菔子消食导滞，下气祛痰。本方用于年老中虚，纳运无权，每致停食生痰，痰盛壅肺，肺失宣降，故而咳嗽喘逆，痰多胸痞，食少难消等症。

【注意事项】体虚脾弱之人、胃酸过多之人不宜久服。

二、润燥止咳膳方

甘草蜜醋饮（民间验方）

【功效主治】润肺止咳，化痰。用于外感引起的慢性支气管炎、咳嗽痰黏。

【食方组成】甘草6g，食醋10mL，蜂蜜30g。

【随症加减】如兼感风邪，咽痒而咳，微恶风者，可加桑叶、杏仁、蝉蜕等以宣肺散邪；燥热较甚，咽喉干涩痛明显者，可加麦冬、玄参、生石膏等以清燥润肺。

【制作方法】上3味放入杯中，用沸水冲泡，每日早晚代茶饮服。

【食方分析】甘草性平，味甘，补气健脾，润肺解毒，止咳通脉；食醋清热解毒，开胃进食；蜂蜜可以补中、润燥、止痛、解毒。因此，三药合用，治疗慢性支气管炎，咳嗽痰黏。

冰糖炖柠檬（《养生食疗精选》）

【功效主治】清热润肺，化痰止咳。主要治疗肺燥、肺虚咳嗽。

【食方组成】冰糖1000g，柠檬500g。

【制作方法】将柠檬洗净去核切成薄片，和冰糖一起放进炖盅，隔水炖8小时即成。将其晾干后放入冰箱，需要时可冲成热柠檬茶或冰柠檬茶随时饮用。

【食方分析】冰糖为炖煮的佐料，冰糖味甘性平，可止咳化痰；柠檬生津解暑，开胃醒脾，两药共奏解热润肺、化痰止咳之功。

【注意事项】脾虚患者、糖尿病患者不宜服用。

燕窝梨方（《家庭养生偏方精选》）

【功效主治】养阴润燥，化痰止咳。用于肺燥、肺虚咳嗽。

【食方组成】燕窝（水浸泡）5g，白梨 2 个，川贝母 10g，冰糖 5g。

【制作方法】白梨挖去核心，切去顶端做盖，将其他 3 味同放梨内，盖好扎紧放碗中，隔水炖熟，服食。

【食方分析】燕窝可以补肺养阴，用于虚性咳嗽，如肺阴虚之哮喘、气促、久咳等；白梨生津润燥，清热化痰，适用于热病伤津烦渴、热咳等；川贝母清热化痰，润肺止咳平喘；冰糖其性味甘平，可养阴生津，润肺止咳，主要治疗肺燥、肺虚。

甜杏仁梨（《养生偏方精选》）

【功效主治】润肺止咳。适用于慢性气管炎咳喘，肺虚久咳，干咳无痰等症。

【食方组成】甜杏仁 9g，梨 1 个。

【制作方法】将鸭梨洗净，挖一小洞，纳入杏仁，封口，加少许水煮熟。吃梨饮汤，每日 1 次。

【食方分析】梨能清热镇静、化痰止咳；甜杏仁味甘性温，可生津止渴，润肺定喘。两药共达润肺止咳之功。

三、平喘止咳膳方

马兰汤（民间验方）

【功效主治】止咳平喘。适用于治疗慢性支气管炎引起的咳嗽或咽喉肿痛。

【食方组成】马兰 200g，冰糖适量。

【制作方法】取马兰嫩茎叶，放入 400mL 清水中烧开，加适量冰糖，煮至冰糖完全融化即成。吃菜喝汤，1 剂分 2 次服用。

【食方分析】马兰辛凉，具有止咳平喘的功用，主要治疗支气管炎、支气管哮喘；冰糖性味甘平，可养阴生津，润肺止咳，主要治疗肺燥、肺虚。因此，共奏止咳平喘之功。

百合糖柚（《家庭养生偏方精选》）

【功效主治】消痰下气，止咳平喘。适用于慢性支气管炎、肺气肿。

【食方组成】柚子1个，百合125g，白糖250g。

【制作方法】选500~1000g重的柚子1个，除去肉瓣，留皮用；将柚子皮放锅中，加入百合、白糖，加水600mL，煎2~3小时，取药汁，去渣即成。1剂分3次服完，每日1次，服3剂为1个疗程；病情重者可1日服1剂，儿童酌减。

【食方分析】柚子味甘酸，性寒，具有清热解毒、止咳化痰平喘的功效；百合甘寒质润，性微寒，入肺经，可以养阴润肺，利咽消肿；白糖可以补充热量，维持机体正常功能，也可改善口感。

【注意事项】服药时忌食油菜、萝卜、虾类。

第十一节　润燥膳方

冬瓜瑶柱老鸭汤（《养生食疗精选》）

【功效主治】滋阴润燥，利水祛湿。适用于阴虚引起的燥热、口渴、易心烦发脾气、盗汗等。

【食方组成】鸭子半只，冬瓜500g，麦冬9g，石斛9g，瑶柱1把，陈皮1瓣，大枣2枚，生姜1片。

【制作方法】把所有的食材清洗干净，麦冬、瑶柱、大枣和陈皮分别用清水浸泡一会儿。冬瓜去瓤、去籽、去皮，籽和皮留下备用，冬瓜肉切滚刀小块。鸭子斩块，凉水下锅焯水，水开后2分钟左右即可捞出。焯肉时可以放些生姜片去除肉的腥味。浸泡好的药材沥干水备用。泡好的大枣掰开。用隔水炖的方法，首先放入不用吃的食材麦冬、石斛、大枣、生姜、陈皮、冬瓜皮、冬瓜籽，然后放隔渣帘，再放入可以吃的食材瑶柱、冬瓜肉、鸭肉，最后填好水，外锅也加好水，隔水炖1.5小时。如果是用砂锅煲汤，放入食材后大火烧开，转小火慢炖1.5小时，加入适量食盐，搅拌均匀，即可食用。

【食方分析】鸭肉味甘、咸，性平，有补益气阴、利水消肿的功效。

麦冬和石斛是滋阴的常用药材，麦冬甘寒养阴，对肺燥干咳、津伤口渴、肠燥便秘、心烦失眠都有调理功效；石斛味甘，性微寒，可以滋胃阴生津止渴，滋肾阴降虚火。冬瓜皮味甘，性凉，有利尿消肿、清热解暑的作用。滋阴补肾、消食和胃的瑶柱（即干贝），理气健脾、燥湿化痰的陈皮，再用少许大枣补气，少许生姜反佐。

【注意事项】感冒时不宜进补。

补阴鸭汤（《家庭养生偏方精选》）

【功效主治】补阴润燥，清热下火。用于形体消瘦，口燥咽干，潮热颧红，五心烦热，午后发热，盗汗（睡觉后出汗，醒来后不出）的人群。

【食方组成】石斛 20g，天冬 20g，地骨皮 15g，鸭肉 300g。

【制作方法】鸭肉洗净置于砂锅，加入适量葱姜和料酒，再加入清水至最高水位线。武火烧开，撇去浮沫，加入石斛、天冬、地骨皮，盖上盖子，转文火炖 1 小时，加入盐调味，再煮 3 分钟即可。

【食方分析】鸭肉味甘、咸，性平，有补益气阴、利水消肿的功效；石斛清虚热，补益脾胃，强壮筋骨；地骨皮可解热；天冬养阴清热，润肺滋肾。

麦冬金银花水（《健康与生活》）

【功效主治】养阴润肺，清热除烦。能有效治疗因燥热伤肺引起的咳嗽、咽干等。

【食方组成】麦冬 3g，金银花 3g。

【制作方法】加适量水，大火煮开后，转小火熬煮 15~20 分钟，关火放温即可。

【食方分析】麦冬味甘性凉，质柔多汁，能养阴润肺，清心除烦，有效治疗因燥热伤肺引起的咳嗽、咽干等。金银花自古就是清热解毒的良药。性甘寒气芳香，甘寒清热而不伤胃，芳香透达又可祛邪，对于各种热性病均有效。

南杏猪肺汤（《家庭养生偏方精选》）

【功效主治】补肺润燥。对秋冬时节，肺气不开，干咳无痰，大便燥结，喉咙干燥等有一定功效。

【食方组成】南杏 20g，猪肺 1 个。

【制作方法】把猪肺反复冲水洗净。将猪肺切成片状，用手挤，洗去猪肺气管中的泡沫。将南杏（注意要选用南杏，不能用北杏）放入砂锅内加水煲煮，调味即可。

【食方分析】南杏是杏树种子的一种，味甘，性平，无毒。含有苦杏仁苷、脂肪油、糖分、蛋白质、树脂、扁豆苷和杏仁油等，是润肺止咳之力缓和之物。因为含脂肪油较丰富（约 50% 以上），所以润燥之功较好。猪肺，性味甘平，能治肺虚咳嗽、咯血，有补肺的功用。

沙参玉竹老鸭汤（《养生食疗精选》）

【功效主治】滋阴润肺止咳。能够治疗肺燥、干咳等，对病后体虚，津亏肠燥等引起的便秘亦有效。

【食方组成】北沙参、玉竹各 30~50g，老鸭 1 只。

【制作方法】选用老鸭 1 只（注意，一定要选用老鸭），去毛、内脏，洗净。与沙参、玉竹一起放入砂锅内，文火煲 1 小时以上，调味即可。

【食方分析】北沙参，味甘，性微寒，入肺、胃经，能够滋阴清肺，养胃生津，除虚热，治燥咳。玉竹，味甘、性微寒，入肺、胃经，质润多液，能养阴润燥，润肠通便。老鸭，味甘、性温、无毒，入脾、胃、肺、肾经，功能滋阴补血。

第十二节　安神膳方

浮小麦洋参茶（《四季养生与食疗》）

【功效主治】养身安神，缓和情绪。适用于失眠兼自汗、盗汗等。

【食方组成】浮小麦 19g，甘草 7.5g，酸枣仁 11g，东洋参 11g。

【随症加减】失眠多梦者，可加酸枣仁、柏子仁以养心安神。

【制作方法】先将东洋参、甘草用水过滤，酸枣仁炒透后敲碎，然后将除东洋参以外的药材用棉布袋包起来。将包好的药材用 450mL 的热开水冲泡 10~20 分钟，再放入东洋参浸泡 5 分钟后即可饮用，东洋参也可一起食用。此方为一天的量，2 天服用 1 次，15 次为 1 个周期。

【食方分析】浮小麦、东洋参有助于安心养神，甘草可补脾益气，酸枣仁为镇静安神的一味良药。

【注意事项】有腹泻、便秘的人应酌量使用。

枣仁洋参茶（《养生食疗精选》）

【功效主治】清热除烦，润肺助眠。适用于虚烦失眠，心悸多梦，神经衰弱等症状。

【食方组成】酸枣仁粉 6g，浮小麦粉 3g，西洋参粉 6g，健康醋少许。

【制作方法】将所有的材料用温开水冲泡即可。此方为一次量，1 天服用 1~2 次，15 天为一个周期。

【食方分析】酸枣仁内含大量的蛋白质和丰富的维生素 C，对于经常精神恍惚，睡不安稳，神经衰弱的人而言，是一种不可缺少的药材。西洋参可补气生津，清热除烦，养阴润肺。

大枣小米茯神粥（《家庭养生偏方精选》）

【功效主治】健脾养心，安神益智。适用于心脾两虚，惊悸怔忡，失眠健忘，精神不集中等。

【食方组成】大枣 5 个，小米 10g，茯神 10g。

【随症加减】心悸怔忡甚者，可酌加龙眼肉少许。

【制作方法】先将茯神加适量水煮透，滤取汁液。再用茯神汁液煮小米和大枣，直到成粥。每日 1 剂，分 2 次服用。

【食方分析】茯神性味甘、淡，性平，有渗湿、健脾、宁心等功能，用治痰饮、水肿、小便不利、泄泻、心悸、眩晕；大枣味甘，性温，无毒，补中益气，养血安神；小米味甘、咸，性寒凉，归属于肺经、胃经及肾经，具有和中益肾、除热及解毒的作用，用于治疗脾胃虚弱。

百合银耳羹（《家庭养生偏方精选》）

【功效主治】清心除烦，宁心安神。适用于失眠、健忘、心悸等。

【食方组成】百合、去心莲肉各 50g，银耳 25g，冰糖 50g。

【制作方法】先将银耳泡发去蒂，洗干净；再将百合、莲肉加水煎煮。煮沸后加入银耳，文火煨至汤汁稍黏，加入冰糖即可。每日 1 次，连服数日。

【食方分析】百合味甘性寒，质润，入肺经，养阴润肺，宁心安神；

银耳味甘性淡，可补脾开胃，滋阴润肺；莲肉性平，补脾养心。

蚕蛹酒（民间验方）

【功效主治】健胃和脾，安神定志。适用于失眠、心烦不宁等。（本药酒属食疗，可长期服用。）

【食方组成】蚕蛹100g，米酒1000mL。

【制作方法】将蚕蛹在米酒中浸泡24小时，然后同入砂锅内煮沸（用小火），煎去500mL即可。每日2次，每次50mL，口服。蚕蛹可食，每日2次，每次10g。

远志莲粉粥（《家庭养生偏方精选》）

【功效主治】补中益气，聪耳明目。适用于健忘、失眠、怔忡等症。

【食方组成】远志30g，莲子15g，粳米50g。

【制作方法】先将远志泡去心、皮，与莲子同研末为粉。煮粳米为粥，候熟，入远志莲子粉，再煮1~2沸即可。随意使用。

【食方分析】远志具有安神益智的功能，用于心肾不交引起的失眠多梦，健忘惊悸，神志恍惚；莲子味甘、涩，性平，具有补脾止泻、养心安神的功效，可用于脾虚泄泻，心悸失眠。

第十三节 治风平肝膳方

淡菜粥（《高血压合理用药与调养》）

【功效主治】补肝肾，益精血，平肝明目。适用于高血压、耳鸣、眩晕、动脉硬化、肾虚阳痿等患者。

【食方组成】淡菜（海红）60g，大米100g。

【随症加减】头晕目眩症状严重者可加牡蛎10g。

【制作方法】将淡菜用温水浸泡2小时，放入沸水锅内焯一下，捞出，掰去中间的黑心；锅内加水适量，放入淘洗干净的大米、淡菜末煮粥，熟后即成。

【食方分析】方中淡菜味甘咸，性温，入肝、肾二经，温补肝肾，益血填精；大米味甘性平，补中益气，益精强志。两者共用，有平肝补肝作用。

【注意事项】服用期间忌油腻。

扁豆芝麻粥（《高血压合理用药与调养》）

【功效主治】清肝益肾，健脾润燥。适用于肝肾阴虚、阴虚阳亢高血压患者。

【食方组成】粳米 60g，扁豆 50g，芝麻（黑、白均可）20g，白糖、葱花各适量。

【制作方法】将扁豆用温水浸发，粳米同扁豆一起放入砂锅，加适量清水，以武火煮至八成熟，加入芝麻、白糖，待粥稠时放入葱花调匀即成。

【食方分析】粳米味甘性平，滋阴补肾，健脾暖肝；扁豆味甘，性微温，健脾化湿，生津止渴；芝麻味甘性平，补肝肾，益精血，润肠燥。三者共奏补肝益肾、滋阴润燥之功。

【注意事项】本粥性滑利，大便溏泻者忌服。

菊花山楂粥（《高血压合理用药与调养》）

【功效主治】散风清热，平肝明目，调利血脉。适用于高血压、冠心病、风热感冒，头痛眩晕，目赤肿痛，眼目昏花及高脂血症、动脉硬化等患者。

【食方组成】鲜菊花 30g，山楂 60g，大米 100g，白糖 20g。

【随症加减】头痛眩晕严重者可加天麻 10g。

【制作方法】将菊花去蒂，洗净；山楂洗净，去核，切片。锅内加水适量，放入淘洗干净的大米煮粥，八成熟时加入山楂片、鲜菊花，再煮至粥熟，调入白糖即可。

【食方分析】鲜菊花味辛、甘、苦，性微寒，平抑肝阳，清肝明目，消散风热，清热解毒；山楂味酸甘，性微温，消食健胃，行气散瘀，化浊降脂；大米味甘性平，补中益气，益精强志。三者共用，共奏平肝潜阳、祛瘀通络之功。

【注意事项】服用期间忌油腻。

第十四节　补益膳方

一、补气膳方

怀山药粥（《胃病的治疗与调养》）

【功效主治】健脾胃，止泻痢，适用于脾胃虚弱型十二指肠溃疡患者。

【食方组成】怀山药 100g，粳米 100g。

【随症加减】乏力少神者加大枣 9g。

【制作方法】把怀山药、粳米一起放入锅中，加水煮成稀粥。每天分 3 次食用。

【食方分析】怀山药味甘性平，补脾养胃，生津益肺，补肾涩精；粳米味甘性平，补气生津，健脾止泻。两者共用益气生津，补脾益胃。

【注意事项】便秘者慎用，忌与甘遂、鱼虾同服。

四君五味茶（《失眠体质养生指导》）

【功效主治】健脾益肺，滋肾安神。适用于气虚型失眠患者。

【食方组成】生晒参 3g，白术 5g，茯苓 5g，甘草 3g，五味子 5g。

【随症加减】胸膈满闷加陈皮 5g。

【制作方法】将以上各味加开水煎煮 30 分钟后温服，可反复煎泡代茶饮用。

【食方分析】本方为四君子汤加五味子，前者为补气常用方，有益气健脾之功效；五味子味酸性温，敛肺滋肾，生津敛汗，涩精止泻，宁心安神。诸药合用，益气宁神，补脾益肾。

【注意事项】实热证者慎用。

党参煮土豆（《药膳汤膳粥膳》）

【功效主治】益气养胃。适用于气虚者食用。

【食方组成】党参 15g，土豆 300g，料酒 10g，姜片、葱段、盐、味精、香油各适量。

【随症加减】神疲乏力严重者加黄芪 15g。

【制作方法】将党参洗净，润透，切段；土豆洗净去皮，切薄片。将党参、土豆、姜片、葱段、料酒同入锅内，加水，大火烧沸。再用小火烧煮 35 分钟，加入盐、味精、香油调味即成。

【食方分析】党参味甘性平，健脾益肺，生津养血；土豆味甘性平，益气健脾，调中和胃。两者合用，补中益气功效甚佳。

【注意事项】实证者慎用。

二、补血膳方

鸡血藤红枣粥（《胃病的治疗与调养》）

【功效主治】补血活血，升白细胞。适用于胃癌化疗后出现骨髓抑制、白细胞减少等症。

【食方组成】鸡血藤 30g，红枣 20g，粳米 100g。

【随症加减】少气乏力，神疲身重者加黄芪 15g。

【制作方法】把鸡血藤、红枣分别去杂，洗净。鸡血藤晾干后切成片，放入纱布袋中，密封袋口。把此袋与红枣、粳米同放入砂锅中，加入适量的水，用武火煮沸，转用文火煨煮 30 分钟，取出药袋，滤尽药汁，继续用文火煨煮成黏稠粥。早晚 2 次分服。

【食方分析】方中鸡血藤味苦、微甘，性温，活血补血，舒筋活络；红枣味甘性温，补益脾胃，滋养阴血，养心安神；粳米味甘，性平，补气生津，健脾止泻。三者共用补血活血，滋阴益气。

【注意事项】血热妄行者慎用。

甜酒煮阿胶（《药膳汤膳粥膳》）

【功效主治】滋阴补血活血，适用于血虚者。

【食方组成】阿胶 12g，甜酒（酒酿）500g，片糖适量。

【随症加减】神疲乏力者加黄芪 15g。

【制作方法】阿胶洗净，泡发。将砂锅洗净，倒入适量清水，再倒入甜酒，加热至沸腾。然后放入泡好的阿胶后搅拌均匀，将大火转为小火，待开，再加入片糖，继续加热至阿胶、片糖完全融化即可。

【食方分析】方中阿胶味甘，性平，补血止血，滋阴润肠；甜酒味甘、辛，性温，补气，生津，活血。两者合用，共奏补血活血之功。

【注意事项】脾胃虚弱者慎用。

当归墨鱼汤（《药膳汤膳粥膳》）

【功效主治】滋阴补血，适用于血虚者。

【食方组成】当归 5g，墨鱼干 40g，姜片 20g，盐 2g，米酒适量。

【随症加减】乏力少神，面色苍白者加大枣 9g。

【制作方法】墨鱼干洗净，用温水泡至墨鱼肉发开；当归洗净，备用。锅中水烧开，放入墨鱼干、当归，再放入姜片、米酒，用小火煲煮约 30 分钟，至食材完全熟透。调入盐搅拌均匀，再续煮片刻，至入味即可。

【食方分析】方中当归味辛、甘，性温，补血活血，调经止痛，润肠通便；墨鱼味咸，性平，养血滋阴，通经催乳，补脾益肾。两药合用，共奏补血之功。

【注意事项】忌与茄子同食。

三、气血双补膳方

红枣荔枝龙眼羹（《胃病的治疗与调养》）

【功效主治】补气健脾，活血补血。适用于胃下垂患者。

【食方组成】红枣、荔枝、龙眼各 50g，三七粉 5g，白糖适量。

【随症加减】少气乏力者加黄芪 15g。

【制作方法】把红枣洗净，去核，放入砂锅中，加入适量水，用武火烧沸，转用文火煨 5 分钟，放入龙眼、荔枝、三七粉，煮沸后用文火煨 10 分钟，加入白糖调匀即可。每日 1 次，趁温热服食。

【食方分析】红枣味甘，性温，补益脾胃、滋养阴血、养心安神；荔枝味甘酸，性温，养血生津，理气止痛；龙眼味甘，性温，养血益脾，补心安神，补虚长智。三者合用，共奏益气养血之功。

【注意事项】大热大渴者忌用。

龙眼大枣饼（《失眠体质养生指导》）

【功效主治】益气养血，安神助眠。适用于气血两虚型失眠患者。

【食方组成】龙眼肉 15g，大枣 10 枚，葡萄干 10g，花生仁 10g，黑芝麻 5g，麦胚粉 100g，白糖 20g。

【随症加减】面色苍白，皮肤干燥者加当归 5g。

【制作方法】将龙眼肉与葡萄干洗干净，花生仁炒熟，大枣洗净去核，一起切碎；将麦胚粉用开水稍烫，加入上述原料后，揉匀，制成薄饼，烙熟。

【食方分析】龙眼味甘性温，养血益脾，补心安神，补虚长智；红枣味甘性温，补益脾胃，滋养阴血，养心安神；葡萄味甘酸性平，补气血益肝肾，生津液强筋骨，除烦；花生味甘性平，润肺，和胃，补脾；黑芝麻味甘性平，滋补肝肾，生津润肠，润肤护发，明目；麦芽味甘性平，消食健胃，回乳消胀。诸药合用，共奏益气养血、健脾和胃、养心安神之功。

【注意事项】大热大渴者忌用。

人参大枣珍珠汤（《药膳汤膳粥膳》）

【功效主治】益气养血。适用于脾肾气虚导致的盗汗、乏力、阳痿、早泄等症。

【食方组成】净鸡肉 150g，大枣 50g，人参 50g，葱段、姜片各 15g，料酒 20g，精盐 3g，味精 2g，鸡蛋清 1 个，清汤 1000mL，香油 5g。

【随症加减】少气乏力严重者加黄芪 15g。

【制作方法】鸡肉用温水洗净，沥干水分，剁成末，放入容器内，加入料酒 10g，精盐 1g，鸡蛋清顺一个方向充分搅匀上劲成稠糊状。大枣、人参均洗净。锅内放入清水烧开，将鸡肉末制成均匀的丸子，下入清水锅中用小火烧开，煮至熟透捞出。另将锅内放入清汤，下入人参、大枣、葱段、姜片烧开，熬煮 40 分钟左右，拣出葱段、姜片不用。下入煮熟的鸡肉丸子，加入余下的料酒和精盐烧开，加味精，淋入香油，出锅盛汤碗即成。

【食方分析】人参味甘微苦，性温，为大补元气之药，有健脾益肺、生津止渴、安神益智的功效；大枣味甘，性温，有补中益气、养血安神的功效，对早泄和阳痿有较好的食疗效果；鸡肉味甘性微温，温中补脾、益气养血、补肾益精。

【注意事项】实热证者慎用。

四、补阳膳方

栗子龙眼粥 （《失眠体质养生指导》）

【功效主治】温肾壮腰，补心安神。适用于心肾阳虚型失眠患者。

【食方组成】栗子 10 粒（去壳切碎），龙眼肉 15g，粳米 50g。

【随症加减】畏寒肢冷甚者加核桃仁 10g。

【制作方法】将栗子去壳切碎，与龙眼肉、粳米装入锅中，加水，文火煮粥，食时加糖调味。

【食方分析】栗子味甘性温，养胃健脾，补肾强筋；龙眼味甘性温，养血益脾，补心安神，补虚长智；粳米味甘性平，补气生津，健脾止泻。三者共用，补脾益肾，补阳益气。

【注意事项】实热证者慎用。

杞子炖牛鞭 （《男科药食物方萃》）

【功效主治】补肾壮阳，固精止遗。适用于阳虚遗精，腰膝酸软，畏寒肢冷者。

【食方组成】枸杞子 20~40g，牛外生殖器 1 具（包括 2 个睾丸）。

【随症加减】遗精严重者加山茱萸 6g。

【制作方法】上 2 味加水少量，隔水炖熟，炖时可加入姜 2 片，以去其异味。食肉饮汁，每周 1 次，一般 1~2 次见效。

【食方分析】方中枸杞子滋补肝肾，益精固肾；牛鞭味甘性温，补肾壮阳。两者合用，滋补肝肾。

【注意事项】便秘燥热体质慎用。

鹿茸羹 （《药膳汤膳粥膳》）

【功效主治】补气血，壮元阳，益肾精。适用于肾虚阳痿、遗精、早泄、虚寒带下等症。

【食方组成】鹿茸 6g，鸡肉 150g，水发海参 25g，水发口蘑、水烫青菜各 15g，鸡蛋清 30mL，肥猪肉膘 50g，精盐、味精、料酒、鸡油、湿淀粉、鸡汤各适量。

【随症加减】服后热甚者加西洋参 3g。

【制作方法】将鹿茸磨成细面；海参、青菜、口蘑都切成小片。肥猪肉膘和鸡肉剁茸，加鸡蛋清、鸡汤和精盐、味精、料酒，搅成糊状，再放入鹿茸，搅匀备用。锅内放鸡汤，烧开后将鹿茸、鸡茸用油纸漏斗挤作珍珠形放入汤内，再放入海参、口蘑、青菜，烧开后用水淀粉勾芡，淋上鸡油，盛在汤盆内即成。

【食方分析】鹿茸味甘咸性温，壮肾阳，益精血，强筋骨，调冲任；鸡肉味甘性微温，温中补脾，益气养血，补肾益精；海参味甘、咸，性温，滋阴补肾，壮阳益精，养心润燥，补血。诸药合用，大补元阳。

【注意事项】实热证者忌用。

五、补阴膳方

洋参银耳鸡蛋羹（《胃病的治疗与调养》）

【功效主治】滋阴润肺，生津养胃。适用于萎缩性胃炎患者。

【食方组成】西洋参 3g，银耳 10g，鸡蛋 2 个。

【随症加减】面色苍白，皮肤干燥者加阿胶 3g。

【制作方法】将西洋参洗净，烘干之后研成末；银耳用温水泡发；鸡蛋打入碗中，搅成蛋液。把银耳放入锅中，加入适量的清水，用武火煮沸，再转文火煨酥，加入鸡蛋液，边煮边搅，最后加入西洋参末，拌匀即可。

【食方分析】方中西洋参味苦、微甘，性凉，补气养阴，清热生津；银耳味甘淡性平，滋阴润肺，养胃生津；鸡蛋味甘，性平，滋阴润燥，补心宁神，养血安胎，解毒止痒。三者共用，滋阴润肺，养胃生津作用甚佳。

【注意事项】服用期间忌喝茶，忌与藜芦、萝卜同服。

沙参老鸭麦冬汤（《失眠体质养生指导》）

【功效主治】养阴益气，清心安神。适用于阴虚型失眠患者。

【食方组成】老鸭1只，沙参30g，麦冬10g。

【随症加减】低热心烦严重者加百合10g。

【制作方法】老鸭剁块，飞水，油锅爆炒，入料酒，炒出香味，加水，将浸泡好的沙参、麦冬净布包起，同老鸭一同小火微煲，直至酥软，加入调料上桌即可食之。

【食方分析】鸭肉味甘、咸，性凉，滋阴补虚，养胃利水；沙参味甘性微寒，清肺养阴，益胃生津；麦冬味甘、微苦，性微寒，养阴润肺，益胃生津，清心除烦。三者合用，清心除烦，滋阴生津，宁心安神。

【注意事项】勿与大蒜、甲鱼同食，体寒者慎用。

百合粳米粥（《药膳汤膳粥膳》）

【功效主治】润肺生津，滋阴清热。

【食方组成】百合50g，粳米50g，冰糖适量。

【随症加减】低热心烦严重者加麦冬10g。

【制作方法】粳米洗净、泡发；百合洗净备用。将粳米倒入砂锅内，加适量水，大火烧沸后，改小火煮40分钟。加入百合，稍煮片刻，在起锅前加入冰糖调味即可。

【食方分析】百合味甘性平，润肺止咳，养阴消热，清心安神；粳米味甘性平，补气生津，健脾止泻。二者合用，滋阴清热，润肺生津。

【注意事项】勿与猪肉、虾同食。

六、阴阳双补膳方

虫草炖老鸭（《中医药膳与食疗》）

【功效主治】补虚损，益肺肾，止咳喘。适用于病后虚损、身体羸弱、腰膝酸痛、阳痿遗精以及久咳虚喘、劳嗽痰血等。

【食方组成】冬虫夏草5枚，白鸭1只，香葱、黄酒、生姜、胡椒、精盐各适量。

【随症加减】低热心烦严重者加麦冬 10g。

【制作方法】鸭子去肚杂洗净，将鸭头劈开，纳冬虫夏草于肚中，仍以线扎好，加酱油、酒等调味品如常煮烂食之。

【食方分析】冬虫夏草味甘，性温，补精益气，专补命门，治疗肾虚阳痿、腰膝酸痛；同时保肺益肾，止血化痰，治肺肾阴虚、久咳虚喘。白鸭肉味甘性平，治疗肺肾阴虚之劳嗽痰血。两者合用，阴阳双补，肺肾双补。

【注意事项】勿与大蒜、甲鱼同食。

羊脊骨粥 （《中医药膳与食疗》）

【功效主治】补肾阳，益肾阴，适用于虚劳赢弱、头目昏暗。

【食方组成】羊连尾脊骨 1 条，肉苁蓉 30g，菟丝子 3g，粳米 60g，葱、姜、盐、料酒适量。

【随症加减】脾胃虚寒久泻者减肉苁蓉；大便燥结者去菟丝子。

【制作方法】肉苁蓉酒浸 1 宿，刮去粗皮；菟丝子酒浸 3 日，晒干，捣末。将羊脊骨砸碎，用水 2500mL，煎取汁液 1000mL，入粳米、肉苁蓉煮粥；粥欲熟时加入葱末等调料，粥熟，加入菟丝子末、料酒 20mL，搅匀。

【食方分析】本方所主之证，为脾肾阳虚，肝肾亏损所致。治宜温肾阳，益肝肾，健筋骨。方中羊脊骨味甘性温，功能温肾补虚，强健筋骨，可用于肾阳虚冷、腰膝酸软、体衰赢瘦等证；肉苁蓉味甘性温，功能补肾助阳，暖腰膝，健筋骨，滋肝肾精血，润肠胃燥结，实为补阳之佳品；菟丝子味辛、甘，性平，功能补肝肾，益精髓，既补肾阳，又益肾阴，补而不峻，温而不燥，性平质润，为滋补肝肾之良药，尤以肝肾不足而兼精气不固者，更为多用。合方羊脊骨、肉苁蓉、菟丝子同用，入米为粥，甘美养胃，既温阳，又益精，又滋阴，凡虚劳赢弱诸证皆宜。若做汤佐餐服用也可。

【注意事项】空腹食之。

龟肉炖虫草 （《中医药膳与食疗》）

【功效主治】平补阴阳，补肾益肺，适用于肺肾两虚的久咳咯血、头晕耳鸣，腰膝酸软、盗汗遗精等。

【食方组成】龟肉 250g，冬虫夏草 30g，北沙参 90g，葱、盐、油、味精各适量。

【随症加减】阳虚甚者加鹿茸 3g。

【制作方法】将龟宰去头、足，除去内脏，洗净，放入瓦罐内；再把洗净的冬虫夏草、沙参放入龟肉罐中，加水适量。先用武火煮沸，然后以文火慢煮至龟肉熟透，加入油、盐、葱、味精调味。饮汤吃肉。

【食方分析】方中龟肉味甘、咸，性平，能益阴补血，有治骨蒸痨热、吐血衄血、肠风血痔、阴虚血热之功；北沙参，味甘，性微寒，功能养阴润肺，养胃生津，善补五脏之阴，尤专补肺阴，宜用于老年人有阴虚肺热久咳及热病后期，燥热伤阴，肺阴、胃阴不足者。冬虫夏草既养肺阴，又补肾阳，为平补阴阳之品，虽然味甘性温，却甚和缓，对肺肾两虚的喘咳气急，久咳不愈，或痨嗽痰中带血者皆宜。三者共用，补肾益肺，滋阴养血，平补阴阳。

【注意事项】肝肾虚寒、食少便溏、外感、痰湿咳嗽者不宜服用。

第十五节　固涩膳方

一、固表止汗膳方

浮小麦饮（《中医药膳与食疗》）

【功效主治】固表止汗，养血安神。对卫气不足，肌表不固，或心阴亏损，心液外泄所致的自汗、盗汗有良好疗效。

【食方组成】浮小麦 15~30g，红枣 10g。

【随症加减】乏力汗多者加白术 15g。

【制作方法】将浮小麦、红枣洗净放入砂锅内，加水适量，煎汤频饮。亦可将浮小麦炒香，研为细末，每次 2~3g，枣汤或米饮送服，每日 2~3 次。

【食方分析】方中浮小麦味甘性凉，主入心经，气味俱薄，轻浮善敛，益心气，敛心液，敛虚汗。气虚自汗者，用之可益气固表，卫气充则肌表固密，自汗可止；阴虚盗汗者，用之能除热敛阴，心液内守，盗汗自除。故凡属虚汗之证，不论气虚自汗、阴虚盗汗均甚相宜，为本膳主药。与补脾益气，养血安神之红枣相伍，更增浮小麦益气固表之效，而且能补脾生血，助已耗之阴，对虚汗证达到标本兼治的目的。本方清甜可口，适于长期饮用，对于气虚、阴虚或气阴两虚所致的一切虚汗者皆有效。

【注意事项】虚脱重证不宜服用。

麻鸡敛汗汤（《中医药膳与食疗》）

【功效主治】补气固表，敛阴止汗。适用于气阴不足，卫阳不固所致的自汗、盗汗，或病后动辄汗出不止，且易复感及畏风、短气乏力者。

【食方组成】麻黄根 30g，牡蛎 30g，肉苁蓉 30g，母鸡 1 只（约重1000g），食盐、味精各适量。

【随症加减】乏力汗多者加白术 15g。

【制作方法】先将鸡宰杀后去毛、内脏、头、足，洗净与麻黄根同放入砂锅中，加水适量，文火煮至鸡烂后，去鸡骨及药渣，加入洗净后的肉苁蓉、牡蛎再煮至熟，入食盐、味精调味即成。每周 2~3 次，食肉喝汤，早晚佐餐服食。

【食方分析】方中麻黄根味涩性平，善收敛浮越之阳，还归于里，为固表止汗之要药，无论自汗盗汗皆宜；牡蛎味咸性寒，质重沉降，平肝益阴，收敛固涩，与麻黄根相伍，涩腠里、敛毛孔、止汗出之功效大大增强；肉苁蓉甘咸温润，为滋肾壮阳、补精益血之要药；母鸡为滋补营养食品，其味甘性平，功擅温中益气，补精添髓，与麻黄根、牡蛎相伍，既能固表止汗治其标，又可益气养阴固其本，收中寓补，补中有收，为气阴不足，自汗盗汗之良方佳膳。

【注意事项】虚脱重证不宜服用。

二、固肠止泻膳方

乌梅粥（《中医药膳与食疗》）

【功效主治】涩肠止泄，收敛止血，敛肺止咳，生津止渴。适用于脾虚久泻久病、肺虚久咳不止、消渴或暑热汗出、口渴多饮等证。

【食方组成】乌梅 10~15g，粳米 60g，冰糖适量。

【随症加减】汗出严重者加五味子 5g。

【制作方法】先将乌梅洗净，逐个拍破，入锅煎取浓汁去渣，再入粳米煮粥，粥熟后加冰糖少许，稍煮即可。趁温热空腹服之，早晚各1次。

【食方分析】方中乌梅为主药，味酸涩偏温，其性善敛，"入肺则收，入肠则涩"（《本草求真》），具有敛肺生津、涩肠止痢、止血等多种功效；粳米甘平，"补脾，益五脏，壮气力，止泻痢"（《食鉴本草》）；冰糖平和，最为滋补，与乌梅同用，涩而兼补，不仅增强乌梅敛肺、涩肠、止血等作用，而且具有"酸甘化阴"，生津止渴之妙。合而用之，能敛久咳而补脾益肺，止泻痢而开胃消滞，治消渴而生津止渴，疗血证而收敛止血。

【注意事项】外感咳嗽，泻痢初起及内有实邪者均不宜服用。

薯蓣鸡子黄羹（《中医药膳与食疗》）

【功效主治】补益脾胃，固肠止泄，养血安神。适用于脾虚日久，食欲不振，肠滑不固，久泻不止者。

【食方组成】薯蓣（山药）50g，熟鸡蛋2枚，食盐少许。

【随症加减】食欲不振严重者加山楂10g。

【制作方法】先将薯蓣捣碎研末，放入盛有凉开水的大碗内调成薯蓣浆。把薯蓣浆倒入小锅内，用文火边煮，并不断用筷子搅拌。煮熟后，再将熟鸡蛋黄捏碎，调入其中，稍煮1~2沸，加食盐少许调味即成。1日内分3次空腹食用。

【食方分析】《本草正》言薯蓣"能健脾补虚，滋精固肾，治诸虚百损，疗五劳七伤"。鸡蛋黄味甘性平，入心、肾经，长于补益气血，安养五脏，健脾止泻。山药与鸡蛋黄配伍，药力平缓，不温不燥，既有补养作用，又具治疗功效。不仅增强了补气血、安五脏、止泻痢的作用，而且营养丰富，易于消化，是脾虚久泻之人及体虚患者的良好调补之品，可以久服。

【注意事项】本方质润而收涩，凡湿盛、胸腹满闷者，不宜食用。血胆固醇水平高者，应慎用。

三、涩精止遗膳方

莲子煲猪肚 （《男科药食物方萃》）

【功效主治】补脾益肾，涩精止遗。适用于脾虚遗精，食少便溏者。
【食方组成】莲子90g，猪肚200g。
【随症加减】遗精严重者加芡实15g。
【制作方法】莲子劈开去心，猪肚洗净切成小块，加水适量煲汤，加少许食盐、味精调味，佐餐服食。
【食方分析】方中莲子味甘性涩，补中养神，固精气，强筋骨，治腰痛遗精；猪肚味甘性温，补虚健脾，故本方适用于治疗脾虚遗精。
【注意事项】便秘燥热体质慎用。

金樱子粥 （《男科药食物方萃》）

【功效主治】收涩，固精，止泻。适用于遗精，滑精，遗尿者。
【食方组成】金樱子30g，粳米50g。
【随症加减】遗精严重者加山茱萸6g。
【制作方法】先煮金樱子，去滓取汁，用药汁煮米做粥。每晚睡前做夜宵食用，亦可放入少许食盐。
【食方分析】本方证为肾虚，精关不固之遗精，方中金樱子酸涩，功专固精秘气而治梦遗滑精，适用于肾虚、精关不固之遗精。
【注意事项】感冒期间，以及发热的病人不宜食用。

四、固崩止带膳方

菟丝子粥 （《中医药膳与食疗》）

【功效主治】补肾益精，养肝明目，益脾止泻，安胎止带。适用于肝肾亏虚所致妇人带下过多，胎动不安，滑胎不孕及男子阳痿遗精，早泄不育。

【食方组成】菟丝子 30g，粳米 60g，白糖适量。

【随症加减】气虚无力者加黄芪 15g。

【制作方法】将菟丝子洗净后捣碎，加水煎煮，去渣取汁，再用药汁煮粥，待粥将成时，加入白糖稍煮即成，1 日分 2 次食用。

【食方分析】方中菟丝子味甘、微辛，性平，入肝肾两经，擅补肾精，益肝血，健脾气，平补阴阳。与粳米相合做粥，能增强调补脾胃及充养先天之效。

【注意事项】本方作用缓和，坚持服用，以 7~10 天为一疗程，然后每隔 3~5 天再续服。

山药芡实粥（《中医药膳与食疗》）

【功效主治】补益脾肾，除湿止带，固精止遗。适用于脾肾两虚或脾虚湿盛所致女子带下清稀，男子遗精滑泄等证。

【食方组成】山药 50g，芡实 50g，粳米 50g，香油、食盐各适量。

【随症加减】气虚无力者加黄芪 15g。

【制作方法】山药去皮切块，芡实打碎，二者同入锅中，加水适量煮粥，待粥熟后加香油、食盐调味即成，每晚温热服食。

【食方分析】方中山药甘平质润，健脾益肾，涩精止遗，为药食两用之佳品；芡实为涩精、止带、缩尿之要药。两者相伍，再与健脾益气之粳米合而为粥，共奏健脾固肾、收敛固涩之功。

【注意事项】湿热为患所致带下尿频、遗精白浊诸症，不宜服用。

第四章

中医药膳食疗常用养护方

第一节　四时调养膳方

一、春季调养膳方

黄芪杞菊茶（《健康与生活》）

【功效主治】本方具有补益脾肺、滋养肝肾、疏散风邪、清解肝热的作用。适用于年老体弱或脾肺气虚体质预防感冒之用。亦用于气虚感冒所致头晕头痛、身有微热或有恶寒及其精神不振、身体疲乏、食欲不振等不适的调治。

【食方组成】陇西黄芪、甘肃枸杞子、黄菊花各10g，冰糖少许。

【制作方法】前3味洗净，放入茶壶中，加1000mL沸水冲沏，盖上盖焖10分钟后放入冰糖调味，代茶饮用。也可先将前2味加水1200mL，大火煮沸，转小火煎煮10分钟，再将菊花放入，大火煮沸后熄火5分钟，加入适量冰糖调味，代茶饮用。

【食方分析】方中黄芪既补气、又升阳，可补脾益胃、强健肺卫，现代研究证明有提高机体抗病能力和抗疲劳的作用，适用于脾胃气虚、肺卫不足引起的神疲乏力、食欲不振、消化不良与体虚易患感冒的病证；枸杞子味甘性平，具有滋补肝肾、益精明目的作用；黄菊花味甘性凉，具有疏散风邪、清解肝热的作用；冰糖味甜矫味。三者合用，具补脾益肺、疏散风邪之功，既用于感冒的预防，又可改善感冒的不适。

玫瑰三泡台（《健康与生活》）

【功效主治】本方具有助阳补血、生津止渴、疏肝解郁、健脾和胃的作用。既可作为春季养生茶饮经常饮用，又适用于肝郁气滞、肝胃肝脾不和所致精神郁闷、性情烦躁、胸胁脘腹胀痛、月经疼痛、食少腹泻等的调治。妇女经常饮用有靓肤祛斑的功效。

【食方组成】苦水玫瑰 2~3 朵，佛手片 3g，春尖茶 2g，带壳桂圆干 2~3 枚，临泽红枣 3~5 枚，甘肃枸杞子 3g，葡萄干 3g，包核杏 2~3 枚，冰糖 20g。

【制作方法】上述各味（桂圆压破）放入盖碗茶茶碗（其他带盖茶杯也可）内，沸水冲沏，盖上盖焖泡 3~5 分钟饮用，随饮随续水，至味淡为止。

【食方分析】方中桂圆、春尖茶、冰糖及红枣、枸杞子、葡萄干、包核杏为甘肃等省区养生茶饮"三泡台"的基本组成，在此基础上，酌加药食两用的玫瑰花、佛手片即为"玫瑰三泡台"。其中桂圆益气助阳、养血安神；春尖茶养阴生津、消食提神，与冰糖一起能制桂圆温热；红枣益气健脾、养血安神；枸杞子养阴补血、滋补肝肾；葡萄干、包核杏益胃生津、润肺止咳；冰糖甘甜凉润、益胃润肺。诸味合用，有益气养阴、生津止渴、消食提神的作用。

二、夏季调养膳方

百合炒西芹（民间验方）

【功效主治】养阴清热，平肝定眩，通利大便。适用于阴虚内热引起的肺燥干咳咽痛、肝热头晕头痛、肠燥便秘等的调治，亦用于夏季阴虚内热所致高血压头晕头痛、大便干结等的调养。

【食方组成】兰州鲜百合 150g，西芹 100g，红椒、生姜、料酒、精盐、白糖、湿生粉、植物油、香油各少许。

【制作方法】鲜百合洗净、剥开，西芹、红椒洗净、切成菱形，生姜切姜米。取碗把精盐、白糖、湿生粉、香油兑成芡汁。将西芹、百合、红椒入开水锅，加少量姜米、料酒焯水。热锅下油，煸炒原料，至断生时推入芡汁，淋上熟油，翻炒出锅装盘。佐餐食用。

【食方分析】方中百合有良好的止咳作用，能有效改善肺部功能。西芹是高纤维食物，具有清肺、涤热、祛风功效，含酸性的降压成分，可使血管扩张，用于夏季阴虚内热所致高血压头晕头痛的调养。此外，西芹含有利尿物质，利尿消肿，可消除体内水钠潴留，治疗糖尿病。

荷叶芡实粉蒸肉 （《中医药膳食疗》）

【功效主治】清暑解热，健脾止泻，益肾固精，补气养血。适宜健康与亚健康人群夏季调养。可防治夏季食欲不振、轻度中暑、神疲乏力等病证。也适宜脾虚腹泻、肾虚遗精、遗尿、尿频、白带过多患者食用。

【食方组成】鲜荷叶半张，芡实10g，红枣2个，猪五花肉100g，糯米30g，精盐、白糖、味精、老抽、生抽、蚝油各适量。

【制作方法】将鲜荷叶洗净，放入加盐的沸水锅中煮1分钟，取出备用。把猪五花肉切成片，与精盐、白糖、味精、老抽、生抽、蚝油、芡实、红枣拌匀，用荷叶包扎严实，放入蒸笼中用大火蒸30分钟即成。

【食方分析】荷叶清暑热，升清阳，用荷叶烹制的药膳和菜肴，清香扑鼻。芡实又称鸡头米，可补益脾肾，固摄肾精。此药膳油而不腻，具有良好的保健养身功效。

【注意事项】大小便不通者不宜多食。

百合绿豆汤 （《壮骨强身科学保健滋补食谱》）

【功效主治】清热解毒，消暑热。

【食方组成】绿豆50g，百合25g，白砂糖50g。

【制作方法】百合剥开洗净。绿豆洗净，放入锅中，加入500g清水，烧开，转用小火煮至绿豆开花，放入百合，继续煮到绿豆、百合熟烂时，放入白糖，待糖化开即可。

【食方分析】绿豆味甘性凉，入心、胃经，具有清热解毒、消暑除烦、止渴健胃、利水消肿之功效；百合味甘微苦，性微寒，入心、肺经，有润肺止咳、清心安神、补中益气的作用。

【注意事项】绿豆性寒，素体虚寒者不宜多食或久食，脾胃虚寒泄泻者慎食。

三、秋季调养膳方

川贝糯米梨 （《中医药膳食疗》）

【功效主治】清热润肺，止咳化痰，清喉降火，除烦止渴，醒酒解毒。

适宜健康与亚健康人群秋季调补。可防治秋燥咳嗽、咽喉干痛、口干舌燥、大便干结等病症。也适宜慢性支气管炎、阴虚久咳、高血压、习惯性便秘患者食用。

【食方组成】雪梨3个，川贝母6g，糯米50g，冰糖屑30g。

【制作方法】先将雪梨洗净，去皮、核，切块备用。糯米淘洗干净煮成粥。川贝母研成细粉，将雪梨块、糯米粥、川贝粉、冰糖屑同入锅中，用小火炖5分钟即可装碗上桌。

【食方分析】梨有清热、镇静等功效。食梨对高血压、心脏病患者改善头晕目眩、心悸耳鸣大有益处。高血压患者出现心胸烦闷、口渴便秘、头目昏晕，心脏病患者出现心悸怔忡、失眠多梦等症时，梨都可作为良好的辅助治疗果品。此外，对高胆固醇血症、动脉硬化、肝硬化，梨也有很好的食疗作用。

【注意事项】胃寒、脾虚泄泻、肺寒咳嗽者忌食。

银耳沙参饮（《中医药膳食疗》）

【功效主治】滋阴润肺，止咳化痰。

【食方组成】银耳60g，沙参30g，冰糖50g。

【制作方法】将银耳浸泡，清洗撕成小朵；沙参洗净，用纱布包好。将银耳和沙参一起入锅，加适量水，先用大火烧沸，再用小火慢煎30分钟后起锅，捞出纱布包，加入冰糖，待冰糖溶化即可。

【食方分析】银耳性平，味甘淡，能滋阴润肺、养胃生津；沙参性凉、味甘淡，能养阴清肺、祛痰止咳。

四、冬季调养膳方

肉桂羊肉丁（《中医药膳食疗》）

【功效主治】益气补虚，温中暖胃，补火助阳，散寒止痛，生肌增力。适宜健康与亚健康人群冬令进补。可防治畏寒肢冷、腰膝酸痛、性欲减退、水肿、尿频、遗尿、便溏、食少、神疲乏力等病症。也适宜虚劳羸瘦、勃起功能障碍、产后血虚、寒疝、闭经等患者食用。

【食方组成】肉桂粉3g，净羊里脊肉400g，黄色彩椒250g，泡发的枸杞子、松子、火腿末、姜末、葱花、蚝油、笋丁、鸡精、白糖、料酒、白胡椒粉、色拉油各适量。

【制作方法】将羊里脊肉切成丁，加鸡蛋清、湿淀粉、精盐、鸡精、料酒、肉桂粉，拌匀上劲。将黄色彩椒一剖为二，入锅煮5分钟后捞出，控干水分，制成容器，装入上劲的肉。砂锅内放色拉油，倒入羊肉丁，滑散至熟，倒出备用。锅留底油，加姜末、葱花，倒入羊肉丁、枸杞子、松子仁、笋丁、料酒、蚝油、白糖，煸炒入味，勾薄芡即成。

【食方分析】羊肉是一种良好的滋补强壮品，冬季食用羊肉尤为合适。肉桂温中祛寒，与羊肉同用，功在温补脾胃、祛寒止痛。用于治疗脾胃虚寒所致的腹部隐痛、消化不良以及寒劳虚羸、肾虚阳痿等症。枸杞子有滋补肝肾的功效，并且其补血功能也非常强大，经常食用，可以改善贫血症状。

【注意事项】阴虚内热、易于上火者忌食。

羊肉山药粥（《中医药膳食疗》）

【功效主治】温阳补虚，固精止泻。

【食方组成】羊肉 50g，山药末 50g，粳米 100g，食盐适量。

【制作方法】将羊肉洗净，捣烂，加山药末、粳米一同煮粥，熟后加盐少许调味。空腹食用，每日2次。

【食方分析】羊肉味甘，性温，可健脾温胃、温肾助阳。山药味甘、性平，《神农本草经》言其"补虚羸，除寒热邪气，补中，益气力"。以二者共为粥，可温补肺脾肾，直补下元，固精止泻，顺应冬季主藏精。

第二节　体质调养膳方

一、平和体质调养膳方

十谷米粥（《今日科苑》）

【功效主治】适合各类健康人群，充养机体，补益精神。

【食方组成】稻米、黑米、小米、小麦、高粱米、荞麦、芡实、燕麦米、薏苡仁、玉米适量。

【随症加减】可适当添加如藜麦、青稞等其他谷物，或红枣、葡萄干以增添口感。

【制作方法】上述十种谷物等量，熬粥至软烂食用。

【食方分析】十谷米粥组成均为胚芽、种子，富含蛋白质、维生素、矿物质、不饱和脂肪酸等多种人体所需营养物质，以及促进消化道蠕动的膳食纤维。十谷米营养丰富，性味平和，组成均为日常的谷物，《黄帝内经》中讲"五谷为养"，此粥充分体现"食补养生"的理念，十分适合大众日常食用。

【注意事项】婴幼儿消化功能较弱，慎用；糖尿病人适当减量；对小麦等谷物过敏者禁用。

二、气血虚质调养膳方

阿胶膏（民间验方）

【功效主治】素体气血亏虚者，见面色萎黄或发白，体寒怕冷，少气懒言等。

【食方组成】阿胶250g，黄酒250g，大枣100g，黑芝麻50g，核桃仁50g，红糖100g。

【随症加减】气虚偏重者加黄芪20g或太子参20g，血虚偏重者适当增加红枣的用量，加红参10g。

【制作方法】阿胶切碎，和红糖一起用黄酒泡化，大枣切碎，黑芝麻、核桃仁碾碎，小火炒香。如加黄芪、红参等药材，则将药材单独煎汤取液。所有准备好的材料（及留取的药汤）放入不粘锅，先用小火慢熬，并不断搅拌，待浓稠时加速搅拌翻炒，至糖胶成一条线且缓慢从铲勺向下流动时，即可盛出平铺待冷却。切成约3cm见方小块，每日服用1~2块。

【食方分析】本食方选材均为药食同源之品，且侧重于补益气血。主药阿胶为血肉有情之品，最善滋阴补血，"血为气母"，营血充盈则气得生化之源；大枣、红糖补中益气，养血安神，助阿胶补血；黑芝麻、核桃仁，滋补肝肾，益血润燥，且富含各种营养，增添气血生化之力；黄酒温通，不仅补血养颜，还能促进血液循环，使补益之品更好地输布全身，发挥作用，防止滋腻。

【注意事项】素体阴虚火旺、痰湿较重者不宜服用，有外感表证者禁用。

三、阴阳虚质调养膳方

1. 阳虚调养膳方

锁阳鸽子汤（民间验方）

【功效主治】素体阳虚，形寒肢冷，或见小便清长，腰膝酸软者。

【食方组成】鸽子1只，锁阳5g，巴戟天5g。

【随症加减】卫阳虚易感风寒者，加黄芪20g，山药100g；腰腿酸软明显者，加杜仲10g，怀牛膝10g。

【制作方法】鸽子洗净切块，加葱、姜、花椒，沸水焯。鸽肉与锁阳、巴戟天以及葱、姜、白胡椒粒，加沸水一同温火炖煮1~2小时至鸽肉软烂，适当调味，喝汤食肉。

【食方分析】锁阳、巴戟天均味甘，性温，具有补肾阳、益精血、强筋骨的功效；鸽肉补肝壮肾、益气补血。素体阳虚之人多先天肾气禀赋不足，下元虚寒，因此要同时注重阳气及肝肾的补益。本方3味食材侧重滋补肾阳，兼顾补肝、强筋骨，常食可温肾阳，增强体质。

【注意事项】本方纯补阳滋肾，非阳虚之人慎用；体质阳热旺盛，有出血倾向者禁用；高血压慎用。

2. 阴虚调养膳方

百合白鸭汤（《甘肃药膳集锦》）

【功效主治】本方具有养阴益气、清解虚热、润肺止咳的作用。适用于阴虚体质咽干口苦、大便干结、心烦失眠、潮热盗汗等。

【食方组成】兰州百合干20g（鲜品加倍），北沙参10g，甘肃枸杞子10g，临泽红枣20g，白鸭1只（1500g左右），生姜、葱、精盐、黄酒、胡椒各适量。

【随症加减】阴虚潮热重者加生地 10g；口唇、皮肤干燥者加阿胶 5g，石斛 20g。

【制作方法】百合、沙参、枸杞子、红枣洗净，装入纱布袋，扎紧袋口；白鸭宰杀后褪毛，除去内脏，洗净，切块，沸水焯去血污；生姜切片、葱切段。将鸭块与纱布袋以及适量的姜、葱、黄酒、清汤放入炖锅内，如常法用小火炖 1 小时左右。捞出纱布袋，加精盐、胡椒调味即可。佐餐食用，食肉喝汤。

【食方分析】方中百合养阴生津、润肺清燥、清心安神，最宜秋季气候干燥、燥邪过盛伤肺，或肺之阴津不足，以致出现口干咽燥、咳嗽少痰、大便干燥、小便短少、皮肤干燥等症的调养。再配合益气滋阴的白鸭或猪排，以及养阴润肺的沙参、养阴补血的枸杞子与补气健脾的红枣，使全方有养阴益气、润肺止咳之功，故宜于阴虚肺燥的调养。

【注意事项】风寒咳嗽、湿热咳嗽证不宜食用本药膳。

四、气血瘀滞调养膳方

玫瑰四物酒（《甘肃药膳集锦》）

【功效主治】本方具有补血和血、行气化瘀的作用。适用于阴血虚衰、气血失和所致头晕目眩、目涩耳鸣、腰膝酸软、健忘失眠等。

【食方组成】苦水玫瑰 100g，岷县当归、熟地黄、炒白芍、甘肃枸杞子各 20g，50°左右白酒 1500mL。

【随症加减】兼有痰湿者加陈皮、山楂各 20g；胸闷者加薤白 10g；体寒者加仙茅 10g。

【制作方法】各味配料洗净，装入纱布袋，扎紧袋口。将配料袋与酒同置容器中，密封，浸泡 1 个月，即可开封取用。每次饮 10~15mL，每日早晚各饮 1 次。

【食方分析】方中以理气解郁、活血散瘀的玫瑰花为主，配合补血活血的当归、养血滋阴的熟地黄、养血和营的炒白芍与滋补肝肾、补血益精的枸杞子"四物"组成，故名玫瑰四物酒。当归、熟地黄、炒白芍与川芎为著名的补血名方四物汤，由于本药酒方以活血散瘀的玫瑰花为主，同时形式上属药酒，酒本身即有活血行瘀的功效，因此去活血散瘀的川芎。另外，为增强本药酒的补血作用，亦为矫正不良气味，加用甘甜补血的枸杞子。所以本药酒具补血和血、行气化瘀之功，同时无药剂之不良气味，宜于血虚诸证的调补与妇女美容。

【注意事项】不善饮酒者，可减少用量或兑入凉白开水稀释后饮用。

五、痰湿瘀滞调养膳方

山药茯苓鸡片（《四季健康食疗方》）

【功效主治】健脾渗湿化痰。适用于素体痰湿，气机不畅，或水肿、眩晕，或痰湿困脾等证。

【食方组成】山药 30g，茯苓 10g，鸡脯肉 250g，芡粉、油、盐、味精适量。

【随症加减】胸闷加白果 10g，莲子 10g；湿滞胃肠者加胡萝卜 20g。

【制作方法】山药去皮，切片，鸡脯肉切片，茯苓研粉，与芡粉一同为鸡肉片上浆。油锅四五分热时，滑入鸡肉片，翻炒，调味，入山药片，炒熟出锅。

【食方分析】方中山药健脾利湿，补肺脾肾三脏，而此三脏与人体水液吸收、输布、代谢最为相关；茯苓利水渗湿，健脾宁心。本方清淡爽口，清补不腻，一方面化痰利湿，一方面健运脾肾，从而使痰湿得散。适用于水肿尿少，痰饮眩悸，痰扰心神而惊悸失眠，脾虚不运，痰湿阻滞引起的食欲不振、便溏泄泻等症。

【注意事项】本方清淡可口，热量适中，健脾利湿，适用于各类人群食用。

六、禀赋异质调养膳方

参芪蕨麻猪（《甘肃药膳集锦》）

【功效主治】本方具有补肺健脾、益气养血、增长气力、丰壮肌肉的功效。适用于禀赋不足、气血虚弱之人，乏力倦怠、面色萎黄、体质虚弱易感人群。

【食方组成】甘肃党参、陇西黄芪各 5g，蕨麻猪肉 300g，生姜、葱、黄酒、花椒、八角茴香、草果、五香粉、桂皮、酱油、精盐、白糖各适量。

【随症加减】易外感风寒者加大黄芪 10~20g；脾胃功能弱者加白扁豆 20g，炒白术 10g。

【制作方法】蕨麻猪肉洗净，入水锅烧开去浮沫，加入放有花椒、八角茴香、草果、桂皮、生姜（拍松）的调料袋，煮七成熟捞出；党参、黄芪洗净，煎成汁；生姜切末，葱切葱花。蕨麻猪肉取出用刀改成片，加参芪汁、葱花、姜末、料酒、酱油、精盐、白糖拌匀整齐排放在碗中，上笼蒸烂即可。

【食方分析】方中以蕨麻猪为主，合入党参、黄芪。蕨麻猪肉味甘微咸、性平稍凉，入脾、胃、肾三经，《备急千金要方》记载："（猪肉）补肾气虚竭……补虚乏气力。"党参、黄芪味甘，性温，归脾、肺二经，党参补脾益气、养血生津，黄芪益气升阳、补肺健脾，是常用的补肺健脾、增长气力、丰壮肌肉的补益佳品。三者合用，具补肺健脾、益气养血之功，宜于禀赋不足、气血虚弱者食用。

第三节　不同人群养护膳方

一、少年儿童养护膳方

核桃红枣羹（《中医药膳食疗》）

【功效主治】补中益气，养血增智。

【食方组成】核桃仁 2 个，红枣 6 颗，米粉 40g，白糖适量。

【制作方法】将核桃仁、红枣用清水洗净，放入锅中蒸熟。将蒸熟的红枣去皮去核，与蒸熟的核桃一起碾成糊状，可保留细小颗粒。将米粉用温水调成糊，加入核桃红枣泥一起搅拌均匀。佐餐食用。

【食方分析】核桃仁具有补肾益精、温肺定喘、润肠通便的功效。红枣，味甘，性温，具有补脾胃、益气血、安心神、调营卫、和药性的功效。本方具有健脑益智，促进小儿生长发育之功。

胡萝卜山药煲（《中医药膳食疗》）

【功效主治】益气健脾，开胃消食。

【食方组成】胡萝卜 100g，鲜山药 50g，炒山楂 30g，鸡胗 1 个，盐、鸡清汤各适量。

【制作方法】胡萝卜切成小块；鲜山药去皮，切成小块；山楂放入清水中浸泡。鸡胗刮洗净，切成小块。将鸡胗放入砂锅内，倒入鸡清汤，小火炖煮 40 分钟后，加萝卜块、山药块、山楂、盐，再用小火炖 20 分钟即可，佐餐食用。

【食方分析】山药健脾养胃，鸡胗、山楂健脾消食，此方具有益气健脾、开胃消食之功。对儿童消化不良、慢性腹泻有辅助治疗作用。

淮山药鸡内金粥（《中医药膳食疗》）

【功效主治】健脾益胃，开胃消食。

【食方组成】淮山药 20g，鸡内金 6g，粳米 50g。

【制作方法】将淮山药、鸡内金研成细末，与粳米共煮粥，待粥熟烂后，加适量白糖调味即成。温热食之，日服 2 次。

【食方分析】山药味甘，性平，《名医别录》记载其可以"补中、益气力"，《本草纲目》记载其可以"健脾胃"。山药，既可健脾胃、培土生金，又可润肺止咳，对小儿咳嗽、不欲饮食者有益。鸡内金开胃消食。粳米和中。

二、中老年养护膳方

虫草鱼肚（《中医药膳食疗》）

【功效主治】温阳补肾，益精健脑，增强免疫力，平喘止嗽。

【食方组成】冬虫夏草 3 根，水发净鱼肚 150g，高汤 200mL，浓缩鸡汁 3g，精盐适量。

【制作方法】将水发净鱼肚改刀成长方形。冬虫夏草用清水浸泡 40 分钟，入炖盅中上笼蒸 20 分钟，回软后与鱼肚、高汤一同放入炖盅内，上笼蒸 20 分钟，加入精盐、鸡汁，再蒸 2 分钟即成。

【食方分析】冬虫夏草温而不燥，可平补肝肾，双补阴阳。与鱼肚、鸡汤配制成药膳，可补血益精，治疗各种体虚证。

【注意事项】感冒及实热咳喘患者忌食。

神仙粥（民间验方）

【功效主治】益气健脾，补虚止泻。

【食方组成】山药 100g，芡实 50g，粳米 100g。

【制作方法】将山药蒸熟，去皮捣泥；芡实煮熟，捣为末；将二者与粳米同入锅中，文火慢煮成粥。空腹食用，每日 2 次。

【食方分析】山药味甘，性平，入肺、脾、肾经，气阴双补，《神农本草经》言其可"补虚羸"，久服能使人"耳目聪明，轻身不饥延年"。芡实味甘、性平，可健脾、补肾。二者与粳米同煮为粥，性质平和，可起健脾益肾、补益虚劳之效，是老年人日常平补之佳品。

八宝酿百合（《陇菜谱》）

【功效主治】本方具有养阴润肺、止咳通便、消食开胃、生津止渴的作用。适用于阴虚肺燥咳嗽、虚喘，以及阴虚肠燥、口干便秘的调治。亦用于中老年人或热病后期身体虚衰、气血不足、阴津亏乏所致身体消瘦、神疲乏力、干咳虚喘、口干口渴、大便干结、食欲不振、夜卧不安等的调补。

【食方组成】兰州鲜百合 10g，甜杏仁、陇南核桃仁、葡萄干、临泽红枣、冬瓜脯、山楂糕、青梅、苦水玫瑰糖各 15g，白糖 200g。

【制作方法】甜杏仁、核桃仁、葡萄干、红枣、冬瓜脯、青梅、分别拣去杂质，清水洗净。红枣去核，与核桃仁、冬瓜脯、青梅、苦水玫瑰糖及山楂糕均分别切为小丁。百合削去根、尖，洗净沥干水分，改切为四瓣。先把收拾好的"八宝"放在碗底摆成图案，再把切好的百合刀口面紧贴碗边码放在碗内，然后用薄皮纸沾水封口，上笼蒸 40 分钟，取出翻扣在盘中。火上架炒勺，入水 200mL，再将白糖加入，搅化收成浓汁，浇在盘中百合上即可上桌。佐餐食用。

【食方分析】本方为兰州地区民间验方，现各地均有使用，收录于

《陇菜谱》《美食》等书刊。方中以百合养阴生津、润肺清燥、止咳通便、清心安神为主，合入养阴润肺、止咳通便的甜杏仁，补肾强腰、温肺定喘、润肠通便的核桃仁，补益气血、强筋壮骨、利尿透疹的葡萄干，补益气血、健脾益胃的红枣，清热生津、利尿化痰的冬瓜脯，消食开胃的山楂糕，开胃生津的青梅，以及行气解郁的玫瑰糖组成。全方合用，具养阴生津，润肺止咳、润肺清燥通便、补益气血强体、消食开胃生津、清心安神解郁之功，宜于阴虚肺燥咳嗽、阴虚肠燥便秘的调治，以及身体虚衰、气血不足、阴津亏乏诸证的调补。

三、女性养护膳方

冰糖五果羹（《中医药膳食疗》）

【功效主治】滋阴润燥，补肝明目。

【食方组成】梨、香蕉各1个，红枣5个，龙眼肉5g，枸杞子10g，冰糖适量。

【制作方法】取梨连皮切碎，香蕉去皮切片备用。先将红枣、龙眼肉及枸杞子共煮开10分钟，再放入梨、香蕉，加冰糖适量，水尽即能进食，当点心食用。

【食方分析】梨清肺化痰，生津止渴；香蕉清热、润肺、滑肠、解毒；枸杞子味甘性平，入肝肾两经，能滋肝明目；加味甘性温、入脾胃两经的大枣及味甘性温、入心经的龙眼肉，可以滋五脏之阴，便于久食以调体质，具有滋阴润燥之功能。

美白靓肤汤（朱向东经验方）

食方组成

【功效主治】美白靓肤。

【食方组成】薏苡仁60g（君），菟丝子30g（臣），玉竹30g（臣），猪蹄筋100g（臣），水发银耳20g，水发木耳10g，鲜蘑菇20g，菜心10g，清汤适量，姜片5g，姜粉1g，胡椒粉3g，料酒10g，酱油3g，鸡粉2g，白糖5g，香油适量、盐适量。

【制作方法】薏苡仁洗净，泡2小时，菟丝子、玉竹洗净，用纱布包，猪蹄筋洗净，坡刀片成片，水发银耳、水发木耳洗净，鲜蘑菇、菜心洗净，鲜蘑菇切成片，菜心焯水。水锅上火，加姜粉、胡椒粉各 1g，料酒 4g，盐 2g。油适量烧开，倒入蹄筋汆透，捞出控净水。另起锅加清汤放薏苡仁、银耳、蹄筋烧开，去浮沫，加药包、料酒、白糖，中小火炖煮至蹄筋软烂，加木耳、鲜蘑菇、盐炖入味，投入菜心，调酱油、鸡粉、胡椒粉，淋香油即可。

【食方分析】薏苡仁健脾渗湿，清热排脓，有消斑美白的功效；菟丝子滋补肝肾，明目，现代研究发现有可刺激雌激素分泌；玉竹甘寒，养阴润燥。三药与蹄筋配伍滋阴润燥，美白靓肤。

四、亚健康人群养护膳方

黄芪牛肉汤（朱向东经验方）

【功效主治】增强免疫力。

食方组成

【食方组成】牛肉 300g（君），炙黄芪 30g（君），枸杞子 30g（臣），淫羊藿 30g（臣），橘皮 3g，萝卜 50g，菜心 50g，姜片 5g，花椒 1.5g，草果 1 个，山奈 2g，料酒 15g，清汤适量，白糖 10g，酱油 5g，胡椒粉 3g，味精 2g，香油、盐适量。

【制作方法】草果拍开与炙黄芪、淫羊藿、枸杞子、橘皮、花椒、山奈装药袋冲洗净。牛肉洗净，切 1.5cm 厚的片，加料酒、胡椒粉拌匀；萝卜、菜心洗净，萝卜切 0.5cm 厚的片；枸杞子 10g 洗净用清水泡软。牛肉片入温水锅焯水捞出，另起锅加清汤，放牛肉片烧开，去浮沫，加姜片、药袋、料酒、白糖，中小火煮 50 分钟，加萝卜片煮 10 分钟，捞出药袋加菜心，调盐、酱油、胡椒粉稍煮片刻，加枸杞子、淋香油即可。

【食方分析】君药黄芪补中益气，固表强卫，蜜炙可增强黄芪补益之力，枸杞子滋补肝肾，益精明目；淫羊藿补肾阳，强筋骨。三药与牛肉合用固卫气，补阴阳，有效改善气虚乏力，阳虚怕冷，虚劳精亏等免疫力不足引起的诸证。

洋参三七炖豆腐（朱向东经验方）

【功效主治】男性延缓衰老。

食方组成

【食方组成】西洋参 15g（君），三七粉 3g（臣），豆腐 500g（臣），鲜香菇 50g，西蓝花 50g，花椒 1.5g，葱段 10g，姜片 5g，蒜片 5g，姜粉 1g，胡椒粉 3g，料酒 10g，酱油 5g，鸡粉 2g，白糖 5g，油、盐适量，红油 5g。

【制作方法】西洋参洗净，加水上笼旺火蒸 40 分钟；豆腐切块，鲜香菇、西蓝花洗净，切厚片。水锅上火，加姜粉、胡椒粉、料酒 4g，盐 2g，油适量，烧开倒入鲜香菇、西蓝花焯水捞出，再下豆腐焯水捞出，控净水。另起锅加油放入花椒、葱段、姜片、蒜片炸黄捞出，加入豆腐、西洋参汤、三七粉、料酒、白糖炖透，加香菇、西蓝花、盐、酱油、鸡粉烧透入味，淋红油出锅。

【食方分析】西洋参补气养阴，清热生津，滋补而无上火之弊，三七散瘀通经，两药与豆腐配伍，补中有散，益气祛瘀，益寿延年。

当归首乌三七鸡（朱向东经验方）

【功效主治】女性延缓衰老。

【食方组成】当归 30g（君），何首乌 20g（臣），三七粉 3g（臣），母鸡 1 只（臣），竹笋 50g，水发小香菇 20g，菜心 10g，枸杞子 3g，草果 1 个，白芷 2g，鲜橘皮 5g，葱段 10g，姜片 5g，料酒 20g，白糖 10g，味精 2g，胡椒粉 2g，盐适量。

【制作方法】当归、何首乌清水洗净，入锅煎 30 分钟，去渣留汤。草果（拍开）、鲜橘皮、白芷用纱布包，用水冲洗。母鸡剁块焯水，竹笋、水发小香菇、菜心洗净，竹笋切成滚料块，菜心焯水，枸杞子洗净泡软。锅内加水，放入鸡块、竹笋、水发小香菇，烧开撇去浮沫，加葱、姜、料酒、调料包，加盖小火煨 60 分钟，加药汤、白糖、盐继续煮 30 分钟，加菜心、枸杞子，调胡椒粉、味精即可。

【食方分析】君药当归补血活血，调经止痛，润肠通便，为调经重药；臣药何首乌补肝，益肾，养血，祛风；配伍三七粉通经活络。三药与母鸡同用可防眩晕耳鸣、须发早白、腰膝酸软等。

柏子仁南瓜粥（朱向东经验方）

【功效主治】益智安神。

【食方组成】炒枣仁 30g（君），柏子仁 20g（臣），远志 30g（臣），南瓜 100g（臣），粳米 100g（臣），干玫瑰花 1g，冰糖适量。

食方组成

食方组成

【制作方法】炒枣仁、柏子仁、远志洗净，入锅煎 30 分钟去渣；南瓜去皮，洗净，切成小丁；粳米洗净入锅，加药汤、南瓜丁、少许清水烧开，中小火煮成粥，加干玫瑰花、冰糖，待冰糖煮化即可。

【食方分析】本方含酸枣仁汤，酸枣仁为君，以其甘酸质润，入心、肝之经，养血补肝，宁心安神；柏子仁、远志养心安神，益智，祛痰，可用于各种原因引起的失眠多梦，惊悸不安。

第四节　养生保健类膳方

一、美容抗衰膳方

小龙团圆汤（《中国传统性医学》）

【功效主治】滋阴补肾，润肤养颜。适用于日常皮肤美容保养。

【食方组成】活甲鱼 1 只（250g），活泥鳅 5~6 条。

【制作方法】泥鳅放入清水中，滴入少量菜油，使泥鳅吐出肚内泥沙，水浑即换；再滴油，至水清为止。甲鱼去硬壳，取肉。砂锅内加足水，滴入适量植物油，放入活泥鳅和甲鱼肉，加盖，用小火慢煮。待泥鳅死后加入少许生姜片、龙眼肉，煮至半熟时滴入少量米酒及少许醋、盐，再慢火熬煮 3 小时以上，至色白似乳汁时撤火。1 日之内连汤带肉分 2 次趁热食完。每日 1 次，连用 10 天。

【食方分析】本膳有滋阴补肾功效，含大量优质蛋白和胶原物质，对皮肤的细胞代谢有补益作用。方中泥鳅、甲鱼都属阴，生活在水底泥中。中医学认为此二物得天地间阴气，有滋阴补肾之效，用之美容养颜，是取其滋阴润肤之意。

【注意事项】脾胃虚寒者不宜服用。

沙苑甲鱼（《中华临床药膳食疗学》）

【功效主治】滋养肝肾，补益精血，强腰固精，美容润肤。

【食方组成】活甲鱼 1 只（约 750g），沙苑蒺藜 15g，熟地黄 10g，生姜15g，葱10g，料酒30g，精盐2g，酱油10g，胡椒粉1g，肉汤500g，味精1g。

【制作方法】 活甲鱼斩头，沥净血水，在沸水中烫约3分钟，取出后用刀刮去背部及裙边黑膜，再刮去脚上白衣，剁去爪和尾，剖开腹腔，去除内脏不用，洗净甲鱼肉备用；生姜切片，葱切成小段；沙苑蒺藜、熟地黄用纱布包好。锅内放清水、甲鱼，煮沸后，再用文火慢炖约半小时，捞出放温水内剔去背壳和腹甲，洗净，切成3cm见方的肉块。再将甲鱼块装入蒸钵内，注入肉汤，再加姜片、葱段、料酒、精盐、酱油、胡椒粉和药包，用湿棉纸封严钵口，上蒸笼，置旺火上蒸2小时取出。放入味精调味即可。

【食方分析】 本膳主料甲鱼，味咸、平，性寒，为血肉有情之品，长于补养精血，甲鱼肉含蛋白质、脂肪、糖类，以及钙、磷、铁等微量元素和多种维生素，久服可强身延年，润泽皮肤，增加皮肤的弹性，减少褶皱。沙苑蒺藜入肝、肾经，《本草从新》谓其"补肾益精，明目悦颜"，具有减缓皮肤老化、抗肿瘤等药理作用，还有轻身健体、润肤美颜功效。熟地黄为滋阴补血要药，能增强本方的润肤抗皱作用。诸药食合用，共成补养肝肾精血、滋润皮肤、美容泽颜之方。经常食用，能保持姣好容颜，减缓皮肤衰老，增加皮肤弹性，增强身体抵抗力。对中老年人美容抗衰有良好效果，是延缓衰老的有效膳方。

【注意事项】 本膳以补阴养血见长，适用于阴虚体质。若阳虚有寒，或痰湿素盛等，则不宜服用。

红颜酒（《万病回春》）

【功效主治】 滋补肺肾，补益脾胃，滑润肌肤，悦泽容颜。

【食方组成】 核桃仁、小红枣各60g，甜杏仁、酥油各30g，白蜜80g，米酒1500g。

【制作方法】 先将核桃仁、红枣捣碎；杏仁去皮尖，煮四五沸，晒干并捣碎，后以蜜、酥油溶开；随后将3味药入酒内，浸7天后开取。每日早晚空腹饮用，每服10~20mL。

【食方分析】 方中核桃，味甘、平，性温，李时珍在《本草纲目》中记载其"能使人健壮，润肌，黑须发，通润血脉，骨肉细腻，补气养血"；小红枣补脾胃，滋养阴血；杏仁富含油脂，能润泽皮肤，孙思邈谓杏仁

"肥白易容，人不识"，可见其养颜润肤之功。酥油、白蜜润养肌肤以除皱纹，配合上药，则使颜面娇美，细嫩如玉。

【注意事项】阴虚火旺，容易上火者忌服。

二、乌发美颜膳方

瓜子芝麻糊（《千金翼方》）

【功效主治】活血补血，养发润肤。适用于头发早白稀少。亦可预防衰老。

【食方组成】甜瓜子、白芷、当归、川芎、炙甘草各 60g，松子仁 30g，糯米 150g，黑芝麻 500g。

【制作方法】先用白芷、当归、川芎、炙甘草煎煮取汁，再用药液浸泡糯米、甜瓜子、松子仁，晒干，再浸，直至药液用完。再将糯米、瓜子、松仁和芝麻一起炒香，研为细粉。每服 30g。用沸水冲成糊食用。1 日 2 次。

【食方分析】方中甜瓜子活血散瘀，清肺润肠，松子仁润燥滑肠，两味能润肠解毒；当归、川芎活血养血，血充则毛发自润；白芷祛风洁肤，是古代常用的美容药物；甘草、糯米、芝麻能益气健脾，养胃润燥，有一定的补益作用。诸药食合用，功在养血润燥，清肠解毒，对美发生发有一定效果。

【注意事项】本膳有通利大便作用，故肠虚便溏者慎用。

蟠桃果（《景岳全书》）

【功效主治】补脾滋肾，美颜乌发。适用于脾肾亏虚，精气不足，须发早白，腰酸腿软，男子遗精，女子带下。

【食方组成】猪腰 2 只，芡实 60g，莲子肉（去心）60g，大枣肉 30g，熟地 30g，胡桃肉 60g，大茴香 10g。

【制作方法】将猪腰洗净，去筋膜；大茴香为粗末，掺入猪腰内。猪腰与莲子、芡实、枣肉、熟地黄、胡桃肉同入锅，加水，大火煮开后，改为文火炖，至猪腰烂熟为止。加盐及其他调味品食肉、饮汤。1 日内服完。连用 7 日。

【食方分析】方中以猪腰、莲子肉、胡桃肉等药食为主料。其中用猪肾是取"以脏补脏"之意；核桃仁自古以来就是美容佳品，《开宝本草》谓其"令人肥健，润肌，黑须发"。两味合用，可使皮肤润泽细腻光滑，富有弹性，对头发早白，干枯不荣者则有乌发、润发作用。莲子肉、芡实、大枣均为健脾之品，有滋补后天，益气生血作用。茴香则温煦下焦，蒸腾肾精，散布津液。诸药合用，有强肾健脾之效，从根本上消除毛发枯槁，肌肤失荣的病理症状。坚持服用，有乌发美容之效。

【注意事项】凡属阳虚气弱者，可加人参、制附子。

玉柱杖粥（《医便》）

【功效主治】填精益肾，乌须黑发，延年益寿。适用于毛发枯焦，脱发落发，皮肤干燥，大便干结等。

【食方组成】槐子 10g，五加皮 10g，枸杞子 10g，补骨脂 10g，熟地黄 10g，胡桃肉 20g，燕麦片 100g。

【制作方法】将槐子、补骨脂、胡桃肉炒香，研末；将五加皮、熟地黄加水煎煮，去滓，留取药液；再用药液和枸杞子、蒸麦片共熬粥，粥成后，撒入槐子、补骨脂、胡桃肉末，随量食用。食用时可加入适量白糖调味。

【食方分析】本方原名"玉柱杖"，剂型为蜜丸。本膳在原方基础上减去没食子、沉香、大茴香，并以麦片加工成粥。不仅保留了原方功效，且味香爽口；改药为食，易于接受。肾为先天之本，所藏之精是生命的原动力，精亏则寿减，毛发肌肤自然枯憔不泽。方中熟地黄、枸杞子、胡桃肉、补骨脂均为滋补肝肾之品，久食能养益精血。槐子又名槐角，《抱朴子》谓其"主补脑，久服令人发不白而长生"。由于槐子含蛋白质和胶原蛋白，服后有饱腹感，且有足够营养维持生理活动，故又是瘦身减肥通便的佳品。燕麦一味，古人已经发现其"久食甚宜人，头发不白，补虚劳，壮血脉，益颜色，实五脏，止泻，令人肥白滑肌"，更是现代乌须黑发，降脂减肥的必用之品。诸料合为一方，是古为今用，推陈出新之范。

【注意事项】健脾之力不足，凡食欲不振，嗳气反酸者不宜。

三、瘦身减肥膳方

荷叶减肥茶（《华夏药膳保健顾问》）

【功效主治】理气行水，化食导滞，降脂减肥。适用于单纯性肥胖。

【食方组成】荷叶 60g，生山楂 10g，生薏苡仁 10g，橘皮 5g。

【制作方法】将鲜嫩荷叶洗净晒干，研为细末；其余各药亦晒干研为细末，混合均匀。以上药末放入开水瓶，冲入沸水，加塞，泡约 30 分钟后即可饮用。以此代茶，日用 1 剂，水饮完后可再加开水浸泡。连服 3~4 个月。

【食方分析】方中荷叶味甘，性凉，入肝、脾、胃经，有利水湿、升清阳、清热解暑等作用，《本草纲目》谓其能"生化元气，裨助脾胃，涩精浊，散瘀血"，因其有利水湿，健脾胃之力，故现代多用其为降脂减肥主药。茯苓、薏苡仁长于健脾利湿，为脾虚湿停常用之药，可与荷叶共奏健脾利湿、降脂减肥之功。山楂酸甘而微温，入脾胃，消食积，长于消肉食积滞，用之佐荷叶，助其化湿降脂。橘皮辛香温散，能开脾气，助运化。诸药合用，共奏理气利水、化食导滞、降脂减肥之效，故能达到湿去减肥之目的。

【注意事项】肥胖者见有阴虚征象者不宜食用本膳，恐利水更伤阴津；若阳虚较重，则本方温阳乏力，亦不宜用。

茯苓豆腐（《家庭中医食疗法》）

【功效主治】健脾化湿，消食减肥。适用于肥胖病、糖尿病等。

【食方组成】茯苓粉 30g，松子仁 40g，豆腐 500g，胡萝卜、菜豌豆、香菇、玉米、蛋清、盐、料酒、胡椒粉、原汤、淀粉各适量。

【制作方法】豆腐用干净棉纱布包好，压上重物以沥除水分；干香菇用水发透，洗净，除去柄上木质物，大者撕成两半；菜豌豆去筋，洗净，切作两段；胡萝卜洗净切菱形薄片；蛋清打入容器，用起泡器搅起泡沫。将豆腐与茯苓粉搅拌均匀，用盐、酒调味，加蛋清混合均匀，上面再放香菇、胡萝卜、菜豌豆、松子仁、玉米粒，入蒸笼用武火蒸 8 分钟，再将原汤 200g 倒入锅内，用盐、酒、胡椒粉调味，以少量淀粉勾芡，淋在豆腐上即成。作佐餐食用。

【食方分析】全方以茯苓、松子仁、豆腐为主组成。其中茯苓味甘淡，功能健脾和中，淡渗利湿，常用于治疗痰饮停聚，水湿潴留所致小便不畅、浮肿、食欲不振、消化不良等证。松子仁甘而微温，能滋补强身，润肠通便。豆腐甘凉，能益气和中，生津润燥，清热解毒，《食物本草》谓其"宽中益气，和脾胃，下大肠浊气，消胀满"。三物配伍，有减肥降脂之效。茯苓得豆腐，能健中气而复脾之运化；松子仁配茯苓，则宽肠胃而促大便下行，由此水湿化于脾胃健运，水湿利于二便通畅，故能减肥消脂。

【注意事项】本膳偏于寒凉，故阳虚肥胖者不宜。

鲤鱼汤（《备急千金要方》）

【功效主治】健脾养血，利水减肥。适用于妇人肥胖，小便不利，头晕，四肢浮肿者。

【食方组成】鲤鱼 1 条（重 500g），白术 15g，生姜、白芍、当归各 9g，茯苓 12g。

【制作方法】鲤鱼去鳞片、肚肠，洗净，备用。将白术、生姜、白芍、当归、茯苓切成黄豆大小碎块，加水熬取汁，去药渣，以药汁煮鱼，鱼熟后加入调味品，食鱼喝汤，1 日内分 3~5 次服完。

【食方分析】方中鲤鱼下气利水，当归养肝血以调经，白芍敛阴以柔肝，白术健脾以制湿，茯苓清肺而和脾。熬鱼汁以煮药，使肝血充，肝气调和；脾气化，水湿得运；肝脾气调，小便通利，痰湿水气自小便而去，则浮肿肥胖得消。本方出自《备急千金要方》，原用于妇人妊娠水气，腹部肿大，小便不利等证，其功效历千年而不衰。历代医家对本方的运用范围均有扩展，近年来用于减肥，适用于肝脾不足，水气不化的痰湿型肥胖患者。

四、益寿延年膳方

珍珠鹿茸（《中医饮食疗法》）

【功效主治】补气养血，生精益髓，调养五脏，滋补强壮，延年益寿。

【食方组成】鹿茸 2g，鸡肉 100g，肥猪肉 50g，油菜 100g，熟火腿 15g，鸡蛋清 50g，绍酒 10g，味精 2.5g，精盐 10g，鸡汤 500g。

【制作方法】鹿茸研为细末；火腿切成薄片；油菜洗净，切成小片，用开水烫片刻，放凉水中过凉备用；鸡肉与肥猪肉均剁成肉泥，加入蛋清、精盐、味精、绍酒、适量鸡汤，再加入鹿茸粉搅拌均匀。锅内放鸡汤，置火上烧开后，用小勺将拌好的鹿茸肉泥做小团块徐徐下入沸汤内，煮成珍珠球状。然后再放入火腿片、油菜、味精、精盐、绍酒，汤开后打去浮沫，略淋数滴香油出锅即成。佐餐食用。

【食方分析】方中主料为鹿茸，其味甘而咸，性温，咸能入肾，以生精髓，壮元阳，补督脉，强筋骨。该药峻补元阳，增进体力，强健筋骨，自古以来都被认为是血肉有情的峻补之品。鸡肉、鸡蛋清含丰富的蛋白质、脂肪及其他营养成分，能益五脏，补虚损，健脾胃，强筋骨，是补虚益寿的良好肉食，与鹿茸配伍，能增强功效。故本膳既有鹿茸生精壮阳，又有鸡肉、鸡蛋、猪肉等补充大量营养物质，以生气血精髓，故能补虚强体，延年益寿。

【注意事项】鹿茸性温，阴虚火旺、五心烦热、夜热盗汗者不宜用。

补虚正气粥（《圣济总录》）

【功效主治】补正气，疗虚损，健脾胃。适用于劳倦内伤，五脏虚衰，年老体弱，久病羸瘦，心慌气短，体虚自汗，慢性泄泻，脾虚久痢，食欲不振，气虚浮肿等一切气衰血虚之证。

【食方组成】炙黄芪 30g，人参 3g（或党参 15g），粳米 100g，白糖少许。

【制作方法】先将黄芪、人参（或党参）切成薄片，用冷水浸泡半小时，入砂锅煎沸后改用小火炖成浓汁，取汁后，再用水煎取二汁，去滓。将一二煎药液合并，分 2 份于每日早晚同粳米加水适量煮粥。粥成后，入白糖少许，稍煮即可。人参亦可制成参粉，调入黄芪粥中煎煮。每日服 1 剂，3~5 天为一疗程，间隔 2~3 天后再服。

【食方分析】本方原名"补虚正气粥饮"，治疗"诸痢疾、水泄霍乱，并泄血后，困顿不识人"，是健脾补气，加强中焦之方。脏腑皆弱者，求之于中。故补益中焦，恢复和加强脾胃功能，是抗衰延年之关键。其中黄芪味甘，性微温，可补气升阳，益卫固表。《名医别录》称其"补丈夫虚损，五劳羸瘦"，凡劳倦内伤、脾虚泄泻、脱肛、气虚血脱、妇女崩漏等一切气衰血虚之证，均可用之。方中人参，味甘性平，可大补元气，《神农本草经》称其"主五脏不足，五劳七伤，虚损瘦弱"，用于一切气血津液不足之证。本方将黄芪、人参合用，同粳米煮粥，加强了两者的补气作用。且粳米亦有补脾胃、养气血的作用，熬煮为粥，不仅补气壮力，更能和胃养气，有助于虚损之证的恢复。

【注意事项】服药期间，忌食萝卜、茶叶。热证、实证者忌服。

延年草（《养老奉亲书》）

【功效主治】通滞气，益脾胃。适用于脾胃不足者日常调养。

【食方组成】青橘皮120g，甘草60g，小茴香30g，盐75g。

【制作方法】先将甘草研为细末；盐炒过，加水溶解成浓盐水；再洗浸橘皮，去苦水，微焙。将橘皮、甘草、茴香、盐水混合拌匀，密闭10小时，每1小时摇晃1次。然后慢火炒干，不得有炒焦气，去甘草、茴香不用，服食青皮，每日服1~2片。老人小儿皆可服，尤宜老人，清晨食后嚼数片，有养生之效。如伤生冷及果实蔬菜之类，即嚼数片，气通则无恙。

【食方分析】本膳是为脾胃虚滞者而设的理气健脾方。原方中本无茴香，清代《奇效良方》加入此药，使青皮口感变好，故本膳从之。全方由橘皮、甘草、小茴香、食盐四味制成。青橘皮辛苦而温，功能理气健脾，燥湿化痰，开胃消食，善治食、气停滞胃脘引起心腹气痛，胀满，食欲不振，呕吐泄泻，以及咳嗽痰多等证，以其理气消食而不伤正，最宜老人食用；甘草补脾胃，润心肺，清火解毒，调和诸药；与食盐相合，共成顺气之品，对于老人腹胀少食者，可收和胃祛病、益寿延年之效。

【注意事项】本膳偏于香燥，阴虚火旺者慎用。

五、强筋健骨膳方

肉桂肥鸽（《中国传统性医学》）

【功效主治】补益肝肾，强筋壮骨。适用于脑力劳动者因活动较少而出现的体力衰退。

【食方组成】肉桂3g，肥鸽1只。

【制作方法】将鸽子去毛及内脏，与肉桂一起加入清水，置大汤碗内，加盖，隔水炖熟，去肉桂渣，饮汤，食鸽肉，隔日1次。

【食方分析】本膳以鸽肉为主料，味甘咸，性平，有补肝肾、补精血的作用，《食物本草》谓其"无毒，调精益气，解一切药毒，食之益人"，临床可用于体虚、消渴、妇人血虚闭经；由于其脂肪少，味鲜美，故多用于食补。肉桂温肾化气，有化精气为气力的作用。两者合用，可加强补益肝肾、强壮筋骨。除了用于增进体力外，还可用于性欲低下，男子少精、死精等证。

【注意事项】古书记载，鸽肉能消解药力，故生病治疗用药期间不宜服食。不宜与猪肉同食。

牛骨膏（《济众新编》）

【功效主治】滋补肝肾，强筋壮骨，益髓填精。适用于肝肾不足，腰膝酸软。或用于筋骨损伤者的辅助治疗。

【食方组成】黄犍牛骨（带骨髓者）500~1000g，怀牛膝20g。

【制作方法】大锅中加足水，放入牛骨、牛膝熬煮，煮沸后加黄酒150mL，煎至水耗过半，过滤，去牛骨、牛膝不用，放入容器中，待其凝固。凝后去除表面浮油，只取清汤。然后上火熬化，煮沸后用小火煮30分钟，入姜、葱、精盐少许。随量饮用。或佐餐饮用。

【食方分析】方中以带髓牛骨为主料，据《食物本草》记载，牛骨髓"味甘温，主安五脏，平三焦，温骨髓，补中，续绝伤，益气"，本方用之，亦是取以骨补骨、以髓填髓之意。辅以牛膝，入肝肾二经，有滋补肝肾、强筋健骨之功，又善下行，长于治疗下半身的腰膝筋骨酸痛。两味熬制成浓膏，有强壮精力的功效。体力劳动者常服，可增强体力。

田七白芍蒸鸡（《中华临床药膳食疗学》）

【功效主治】养血补虚，填补壮骨。适用于气血不足，体虚气弱者及产妇。

【食方组成】三七20g，白芍30g，肥母鸡1500g，黄酒50g，生姜20g，葱50g，味精3g，食盐适量。

【制作方法】将鸡处理干净，剁成核桃大块，分10份装入蒸碗内。取三七半量打粉备用，另一半蒸软后切成薄片。三七片、葱姜片分为10份摆入各碗面上，加入白芍水煎液、黄酒、食盐，上笼蒸约 2 小时，出笼后取原汁装入勺内，加三七粉煮沸约 2 分钟，调入味精，分装 10 碗即成。

【食方分析】方中三七味甘，性温，是传统的活血止痛药，多用于外伤出血、跌打损伤等血分病证，民间则认为其有补益功能，能强壮筋骨。现代研究发现其中所含皂苷与人参相似，本膳即取其补益功能。白芍酸甘微寒，能养血柔肝，舒缓筋脉。两味合用，一强骨，一柔筋，可使筋骨强健。鸡肉可温中益气，合以辅料，能温补散寒，调畅气血。对气血不足而筋骨痿软者，有补益作用。

【注意事项】因三七有活血化瘀作用，故孕妇慎用。本膳性偏温，阴虚火旺，虚热口干者忌用。

六、聪耳明目膳方

杞实粥 （《眼科秘诀》）

【功效主治】聪耳明目，延年益寿。

【食方组成】芡实 21g，枸杞子 9g，粳米 75g。

【制作方法】上 3 味，各自用滚开水泡透，去水，放置 1 夜。次日用砂锅将水烧滚，下芡实煮 4~5 沸；次下枸杞子煮 3~4 沸；又下大米，共煮至浓烂香甜。煮粥的水一次加足，中途勿添冷水。粥成后空腹食之，以养胃气。或研为细末，滚水冲泡服用。

【食方分析】方中芡实补脾益肾，以益肾固精为主，枸杞子滋肾补肝，以养血明目为主。肝肾同源，年老眼目昏花，肾精肝血亏虚是主要根源。本膳肝肾双补，加以粳米熬粥，又能养益脾胃。《眼科秘诀》称服用本膳后"四十日皮肤润泽，一百日步履健壮，一年筋骨牢固"。

磁石粥 （《寿亲养老新书》）

【功效主治】补肾平肝，益阴聪耳。用于老年肝肾不足，耳聋耳鸣，两目昏花，视力模糊等。

【食方组成】磁石 60g，猪腰子 1 个，粳米 100g。

【制作方法】磁石打碎，于砂锅中煮 1 小时，滤去渣；猪腰子去筋膜，洗净，切片，以粳米加磁石药汁煮粥食。

【食方分析】方中磁石，味咸性寒，功能益肾平肝，故能用于肝肾阴虚，虚阳上浮诸证，《本草衍义》谓其"肾虚耳聋目昏者皆用之"，但多与熟地黄、枸杞子、山萸肉等补养药物同用。猪腰味咸性平，以脏补脏，能填补肾中精气，合粳米调养脾胃，全方即成补肾养肝、益阴聪耳之方，对听力、视力有较好的保健和康复作用。

【注意事项】本膳偏于寒凉，脾胃虚弱者慎用。膳中所用磁石，为氧化物类矿石尖晶石族天然磁铁矿的矿石，内服过量或长期服用易发生铁剂中毒。

人参枸杞酒（《家庭药膳》）

【功效主治】补阴血，强视力，乌须发，壮腰膝。适用于病后体虚，头昏眼花，视物不明，目生翳障。无病常饮，亦有强身益寿之效。

【食方组成】人参 20g，枸杞子 350g，熟地黄 100g，冰糖 400g，白酒 10kg。

【制作方法】将人参、枸杞子、熟地黄装入布袋，扎口备用。冰糖放入锅中，用适量水加热溶化至沸，炼至色黄时，趁热用纱布过滤去渣备用。白酒装入酒坛内，将装有人参、枸杞子的布袋放入酒中，加盖密闭浸泡10~15天，每日搅拌1次，泡至药淡，取出药袋，用细布过滤除去沉淀物，加入冰糖搅匀，再静置过滤，澄明即可。根据酒量，每次饮10~30mL。

【食方分析】方中人参大补元气，熟地黄滋阴补血，枸杞子养肝明目，白酒温通血脉，冰糖调味。诸药合用，则补血益阴之力更强，可使肝血得充，肝窍得养，是肝虚目视不明诸证养生保健的有益饮品。无病者饮用，亦有强身益寿之效。

【注意事项】本品为酒精之剂，少用则养血和血，多饮则伤肝损目。

七、益智健脑膳方

水芝汤（《医方类聚》）

【功效主治】养心宁神，益精髓，补虚助气。适用于调节心智，可作为智力保健的常用食品。

【食方组成】莲子 60g，甘草 12g。

【制作方法】莲子不去皮，不去心，炒香，碾成细粉；甘草炒后制成细粉；再将莲子粉与甘草粉混匀。每次服用12g，加少许盐，滚开水冲服。

【食方分析】方中莲子，善补脾止泻，益肾固精，养心安神，《本草纲目》论其功效为"交心肾，厚肠胃，固精气，强筋骨，补虚损，利耳目，除寒湿"。在本膳中，莲子不去皮，不去心，因此又有清心泄热之效，与甘草配伍，益气之中寓泄热安神之效，针对耗神心疲，虚火易升的智力疲劳，实有良效。《遵生八笺》指出：读书人勤奋过度，废寝忘食，夜间常常会精神疲乏，不欲饮食，此时可饮服1小碗水芝汤，有补虚益智的效果。该方简单而实用，是各个年龄阶层的养生佳品。

金髓煎（《寿亲养老》）

【功效主治】填精补髓。用于老人心智衰减，体力不支，以及日常养生健体。

【食方组成】枸杞子不拘多少，米酒适量。

【制作方法】枸杞子取红熟者，去嫩蒂，拣令洁净，以米酒浸泡，用蜡纸封闭瓮口紧密，无令透气。约浸15日左右，过滤，取枸杞子于新竹器内盛贮，再放入砂盆中研烂，然后以细布滤过，去滓不用。将浸药之酒和滤过的药汁混合搅匀，砂锅内慢火熬成膏，要不停搅动，以防黏锅。膏成后用干净瓶盛，盖紧口。每服20~30mL，早晚各1次。

【食方分析】方中仅用枸杞子一味，用酒浸法熬制成煎膏服用。枸杞子味甘性平，功能滋肾补肝，养血明目，生津止渴，润肺。《本草经疏》称其"润而滋补，兼能退热，而专于补肾、润肺、生津、益气，为肝肾真阴不足、劳乏内热补益之要药。老人阴虚者十之七八。故服食家为益精明目之上品"。《遵生八笺》名为"金水煎"，并称"久服发白变黑，返老还童"。方虽单一，效则多端，兼有轻身壮气，聪耳明目，延年益寿之效，是老人养生益智的常服之物。

【注意事项】脾虚有湿及泄泻者忌服。

琼玉膏（《洪氏集验方》引铁瓮先生方）

【功效主治】补气阴，填精髓。用于气阴精髓不足所致的心悸，疲倦乏力，记忆力低下，注意力不集中等。

【食方组成】人参60g，白茯苓200g，白蜜500g，生地黄汁800g。

【制作方法】将人参、茯苓制成粗粉；与白蜜、地黄汁一起搅拌均匀，装入瓷质容器内，封口。再用大锅一口，盛净水，将瓷器放入，隔水煮熬，先用武火，再用文火，煮3天3夜，取出；再重新密封容器口，放冷水中浸过，勿使冷水渗入，浸1天后再入原锅内炖煮1天1夜即可服用。每次服用10mL，每天早晚各服1次。

【食方分析】本膳以生地黄为主料，补肾阴以生水，水盛则精血生，心火自息。人参补益肺气，肺为气之大主，得人参可以鼓生发之元。虚则补其母，故用茯苓健脾，以培万物之本。白蜜为百花之精，味甘归脾，性润悦肺。全方皆温良和厚之品，是著名的补益方剂，对智力有很好的促进作用。《古今名医方论》引郭机之言，本方"珍赛琼瑶，故有琼玉之名"。尤其适用于身体虚弱或久病之后的智力减退者。

【注意事项】本膳用于阴虚火旺者较为适宜，阳虚畏寒，痰湿过盛者不宜多食。

八、安神助眠膳方

酸枣仁粥（《太平圣惠方》）

【功效主治】养心安神。适应于心肝血虚引起的心悸、心烦、失眠、多梦等证。

【食方组成】酸枣仁10g，熟地黄10g，粳米100g。

【制作方法】将酸枣仁置炒锅内，用文火炒至外皮鼓起并呈微黄色，取出，放凉，捣碎，与熟地黄共煎，去渣，取汁待用；将粳米淘洗干净，加水适量，煮至粥稠时，加入药汁，再煮3~5分钟即可食用。温热服。

【食方分析】方中酸枣仁味甘性平，入心、肝二经，是治疗心肝血虚引起的虚烦不眠，惊悸怔忡，体虚汗出之要药，"久服安五脏，轻身，延年"（《神农本草经》），为本方之主料；熟地黄甘温，可益气养血；粳米甘平，补中益气，健脾和胃，利小便，除烦渴，适用于各种慢性虚证及热病伤津导致的心悸、烦热等证。3味相伍，质柔性平，作用和缓，且制作工艺简单，食用方便，适宜于心肝血虚引起的心神不安、惊悸怔忡、失眠多梦等证的治疗和调养，亦可用于中老年人养生保健，久服可益寿延年。

玉竹卤猪心（《中国中医药学报》）

【功效主治】 补心宁神，养阴生津。适用于心阴不足引起的心悸、心烦、心神不宁、失眠多梦等。

【食方组成】 玉竹50g，猪心1个，葱、姜、盐、花椒、白糖、味精、麻油、卤汁各适量。

【制作方法】 先煎玉竹2次，合并滤液，猪心剖开洗净血水后，与葱、姜、花椒等共入药汁中，置砂锅内，武火煮开后，文火煮至猪心六成熟，捞出晾干。再将猪心置卤汁锅中，文火煮熟，捞出切片，稍加调料即成。佐餐食用。

【食方分析】 方中玉竹为甘平滋润之品，其性缓，其质柔，能养心肺之阴而除烦热，又无滋腻敛邪之弊。据《日华子本草》记载，玉竹可"除烦闷，止渴，润心肺，补五劳七伤"。配猪心养心补血，安神定惊。本方质柔性平，作用和缓，无大寒大热之弊，无毒。

龙眼纸包鸡（《中国药膳》）

【功效主治】 养心安神，健脾益气。适用于气血两虚引起的心悸、失眠、健忘、病后体虚、食少乏力、眩晕、面色无华等证。

【食方组成】 龙眼肉20g，胡桃肉100g，嫩鸡肉400g，鸡蛋2个，芫荽100g，火腿20g，食盐6g，砂糖6g，味精2g，淀粉25g，麻油5g，花生油1500g（实耗100g），生姜5g，葱20g，胡椒粉3g。

【制作方法】 胡桃肉去皮后入油锅炸熟，切成细粒；龙眼肉切成粒，待用。鸡肉切成片，用盐、味精、胡椒粉调拌腌渍，再用淀粉加清水调湿后与蛋清调成糊。取玻璃纸摊平，鸡肉片上浆后摆在纸上，加上少许芫荽、姜、葱、火腿、胡桃仁、龙眼肉，然后折成长方形纸包；炒锅置火上，入花生油，加热至六成热时，把包好的鸡肉下锅炸熟，捞出装盘即成。作菜肴食用。

【食方分析】 方中龙眼肉甘温，归心、脾经，可"益血安神"（《滇南本草》），补心脾而不滋腻，益气血而不壅滞，是治疗心脾两虚引起的心悸、失眠、健忘之良药，《本经》称其"主安志，厌食，久服强魂魄，聪明"。胡桃肉味甘性温，可益血补髓，强筋壮骨；鸡肉、鸡蛋甘温，可补中益气，为补气养血之佳品。为防峻补之壅滞，再配以芫荽，既能调菜肴之味，又能消食以行郁滞之气。本方配料合理，甘温峻补而不滞，既为养心健脾，补益气血之良药，又是餐桌上的佳肴。

【注意事项】 本品肥甘，故素体肥满，有湿热内蕴者慎用。

第五章

常见病症的中医药膳食疗方

第一节　常见内科病症

一、肺系病症

1. 感冒

生姜葱白粥（民间验方）

【功效主治】发汗解表。适用于外感风寒轻症，症见恶寒发热，鼻塞声重，打喷嚏，咳嗽，时流清涕等。

【食方组成】生姜 3 大片，新鲜连根葱白 2 棵，淡豆豉 10g，粳米 60g，食盐少许。

【制作方法】将连根葱白洗净，切成 3cm 长的节段，粳米淘洗干净备用。将粳米放入砂锅内，加适量水，武火烧沸后用文火煮至五成熟，加入连根葱白、生姜、淡豆豉、适量食盐，继续煮至粳米熟烂即可。温热服，每日 2 次，2~3 日为一疗程。

【食方分析】方中葱白味辛性温，归肺、胃经，有发汗解表、散寒通阳之效，生姜味辛性微温，归肺、脾、胃经，主治伤寒头痛、鼻塞、咳逆上气，止呕吐。二者共用为本方的主药，配以淡豆豉发汗解表，疏散表邪。佐以粳米固护胃气。诸药相配共奏发汗解表之功。用于风寒外束所致的外感表证。

【注意事项】外感风热者忌用，高热不退或症状加重者需及时就医。

薄荷粥（民间验方）

【功效主治】辛凉解表，疏散风热。适用于外感风热初起，症见发热，咳嗽，咽痛，口微渴等。

【食方组成】鲜薄荷 30g（干薄荷 10g），粳米 60g，冰糖少许。

【制作方法】薄荷、粳米淘洗干净备用。先加适量水煎煮薄荷 5 分钟，去渣取汁。取粳米加适量水武火烧沸后调文火煮熟，待粥将成时加入薄荷汁和冰糖。早晚温服，得汗最佳，2~3 日为一疗程。

【食方分析】方中薄荷辛凉解表为疏散风热之要药，加粳米、冰糖制粥既能促使出汗，又有固护胃气的作用。用于外感风热所致的风热表证。

【注意事项】外感风寒者忌用，症状加重者需及时就医。

2. 急慢性支气管炎

前胡百部冬果梨（民间验方）

食方组成

【功效主治】清肺利咽，化痰止咳。适用于各种咳嗽无痰或有痰者。

【食方组成】前胡 20g（君），百部 15g（臣），紫菀 20g（臣），冬果梨 200g（臣），冰糖、花椒适量。

【制作方法】前胡、百部、紫菀、花椒洗净入药袋。冬果梨洗净切块，入锅加水、药袋烧开，放冰糖，中小火煮 45 分钟即可。食梨喝汤。

【食方分析】前胡辛散苦降，性寒清热，长于降气化痰，尤宜于痰热壅肺，肺失宣降之咳喘胸满。百部甘润苦降，微温不燥，主入肺经，润肺止咳见长，治外感、内伤之咳嗽，无论新久、不问寒热皆可。紫菀甘润苦泄，功专润肺化痰止咳。三药与冬果梨相合，可增强润肺止咳化痰之力，适用于各种咳嗽无痰或有痰者。

参味苏梗止咳茶（《饮膳正要》）

【功效主治】温肺散寒，化痰止咳。适用于咳嗽，咯痰色白稀薄，咽痒，可伴鼻塞流涕、发热、畏寒者。

【食方组成】五味子、人参各 4g，紫苏梗 3g，白砂糖适量。

【制作方法】将人参切薄片，苏梗切碎，与五味子、白砂糖共置保温杯中，用适量沸水冲泡，盖盖焖 15 分钟，代茶频饮，同时可将参片细嚼咽下，每日 1 剂。

【食方分析】方中紫苏温里散寒，宽中理气，有显著的镇咳作用，对寒咳者有较好效果。五味子敛肺止咳作用较好。白砂糖利咽润肺。此茶敛肺散寒、止咳平喘、理气疏肝，对顽固不愈的咳嗽痰多、口干舌燥等症有独到效果。

【注意事项】风热咳嗽者慎服，症状加重者需及时就医。麻疹初发的患者忌食五味子。

3. 肺炎

发汗豉粥（《太平圣惠方》）

【功效主治】发汗解表。适用于咳嗽声重，咽痒气急，咳痰稀薄色白者。

【食方组成】淡豆豉 10g，荆芥 6g，麻黄 3~6g，葛根 10g，生姜 3 片，葱白 3~5 根，大米 60g。

【制作方法】将除大米外的所有食材一同放入砂锅中，水煎取汁，去渣，再以药汁入大米煮粥，趁温顿服。

【食方分析】淡豆豉系黑豆和发表药经发酵而成，性微温，味微辛，解表清热，滋阴健脾，荆芥性较平和，能祛风解表；麻黄性温，味辛、苦，为作用较强的辛温解表药，兼有平喘、利水等作用；葛根性凉，味辛、甘，解热生津。

黑木耳粥（《呼吸道疾病与食疗》）

【功效主治】滋阴润肺。适用于干咳少痰，咳嗽声低，气短神疲，手足心热者。

【食方组成】黑木耳 5g，红枣 5 枚，大米 100g，冰糖适量。

【制作方法】将黑木耳放入温水中泡发，摘去蒂，除去杂质，撕成瓣，放入锅中，大米淘洗干净，红枣冲洗干净，一并放入锅内；加水适量煮粥，将锅置武火煮沸，改文火炖至黑木耳极烂，加入冰糖即成。分次服用。

【食方分析】黑木耳性平味甘，可凉血止血；红枣性平味甘，补脾和中，润肺止咳；大米性平味甘，补中益气，健脾和胃；冰糖性平味甘，补中益气，和胃润肺，生津清热。

4. 支气管扩张

百合蜂蜜饮（民间验方）

【功效主治】润肺止咳，化痰止血。适用于咳嗽，咳痰，痰中带血或咯血，咽喉痒痛，口干鼻燥者。

【食方组成】百合 100g，蜂蜜 35g，白糖 50g，糖桂花少许。

【制作方法】将百合剥开，去老瓣及根，洗净，砂锅内放入清水，加入百合、蜂蜜、白糖，大火煮沸，加盖后转小火炖约 15 分钟，放入桂花，待凉食用，每日 1 剂，分 2 次饮用。

【食方分析】百合性凉味甘，归心、肺经，可清肺润燥止咳；蜂蜜味甘性平，可养阴润燥。

金荞麦蜜汁饮（《呼吸道疾病与食疗》）

【功效主治】清热化痰除烦。适用于咳嗽，咳痰黄稠，或痰中带血，口干，发热者。

【食方组成】金荞麦 30g，鱼腥草 30g，芦根 30g，冬瓜子 15g，生大黄 9g，蜂蜜 60g。

【制作方法】先将金荞麦、鱼腥草、芦根、冬瓜子用水煎煮 2 次，大黄后下，去除药渣，取药汁，调入蜂蜜，每天服用 1 次。

【食方分析】鲜芦根清热生津之力胜于干品；竹茹性微寒，味甘，归胃、胆经，可清热化痰除烦。

5. 支气管哮喘

白果粥（《本草纲目》）

【功效主治】清热定喘，养胃和中。适用于呛咳阵作，气粗息涌，喉中如痰鸣吼，咳痰黄黏，咳吐不利，胸膈烦闷，面赤口苦者。

【食方组成】大米 150g，白果 7~8 枚，红糖适量。

【制作方法】大米洗净，加水浸泡 20 分钟后，武火煮开，改文火煮 10 分钟，白果洗净，加入粥内同煮至熟后，加入红糖调味即成。

【食方分析】白果味苦甘润，能化痰定喘，且能治疗遗尿等症。

蜜饯核桃仁（民间验方）

【功效主治】补肾润肺。适用于支气管哮喘缓解期，症见喘促日久，动则气喘更甚，呼长吸短，神疲乏力，腰膝酸软者。

【食方组成】核桃 500g，蜂蜜 500g。

【制作方法】将核桃仁炒熟，捣碎，与蜂蜜拌匀即成。

【食方分析】核桃仁补肾壮阳，敛肺定喘；蜂蜜补中益气，润燥止咳。

6. 肺结核

洋参枸杞粥（《全家人都爱的美味营养粥》）

【功效主治】益气养阴，清热生津。适用于咳嗽日久，午后低热，自汗盗汗，纳呆便溏，神倦乏力者。

【食方组成】西洋参 5g，枸杞子 15g，红枣 5 枚，大枣 100g，红糖适量。

【制作方法】将西洋参、枸杞子、红枣煎水取汁，与大米放入锅内，小火熬成粥，粥熟时加入红糖，溶化调匀即可。

【食方分析】西洋参味苦、甘，性微凉，有养阴清热、生津益气的功效；枸杞子甘平质润，药性平和，为平补肝肾之品，能补肾助阳，养肝明目；红枣味甘，性温，能补中益气，养血安神。

沙参虫草炖甲鱼（《中国益寿食谱》）

【功效主治】滋阴壮阳，补肺益肾。适用于呛咳咯血，劳热骨蒸，盗汗遗精，形体消瘦，自汗，喘息气短者。

【食方组成】甲鱼 1 只，北沙参 60g，冬虫夏草 5 根，油、盐、葱适量。

【制作方法】甲鱼去肠杂，洗净，锅内放入甲鱼、北沙参、冬虫夏草，加水炖汤，汤将熟时调味，酌量饮汤吃甲鱼肉。

【食方分析】冬虫夏草味甘、性平，归肺、肾经，能益肾壮阳，补肺平喘，止血化痰；北沙参能养阴清肺，益胃生津；甲鱼滋阴潜阳，适用于阴阳两虚证。

二、胃肠病症

1. 反流性食管炎

麦冬三汁饮（《实用中医营养学》）

【功效主治】滋阴生津，和胃降逆。适用于呕吐泛酸或呕吐少量不消化的食物，心中隐隐灼痛，时有烧心感的患者。

【食方组成】麦冬 10g，生地黄 15g，藕一小节。

【制作方法】先将麦冬、生地煎煮浓汁，去渣，再煮藕作汁，两汁相合。不拘时，频频饮用。

【食方分析】麦冬养阴生津，益胃止渴；生地黄养阴增液，藕汁生津止吐，三味合用，共奏养胃阴，降呃逆，止呕吐的功效。

【注意事项】饮食忌干燥粗硬、辛辣油腻、烟酒浓茶。

落花生粥（《大众医学》）

【功效主治】健脾益气，和中止泻。适用于病久体虚、呕吐清水酸涎，胃脘胀痛，神疲乏力者。

【食方组成】落花生 45g（不去花生衣），粳米 100g，怀山药 30g，百合 15g，冰糖适量。

【制作方法】将粳米淘洗干净，与洗净的落花生（不去衣）、怀山药、百合同入锅中，加水适量，大火煮沸，改小火煎煮成稠粥，粥将成时调入打碎冰糖，待糖溶化即成。早晚分食。

【食方分析】落花生即花生，能健脾和胃，单独运用可治脾虚反胃，配伍益气健脾的怀山药，调补脾胃的粳米，养阴生津的百合，制成药粥，则疗效更佳。

【注意事项】忌暴饮暴食、油腻辛辣、过于寒凉。

2. 消化性溃疡

白及山药粥（朱向东经验方）

食方组成

【功效主治】疏肝理气，健脾和胃。适用于胃及十二指肠溃疡，症见胃脘疼痛或痞满者。

【食方组成】白及 10g（君），山药 30g（臣），凤凰衣 10g（臣），薏苡仁 30g（臣），粳米 100g（臣），盐、冰糖各适量。

【制作方法】薏苡仁洗净，用温水浸泡 2 小时。白及、山药、凤凰衣洗净入药袋，粳米洗净。薏米入清水锅煮 30 分钟，加粳米、药袋中火煮30 分钟成粥状，捞出药袋，依据口味可调盐或冰糖。

【食方分析】白及收敛止血、消肿生肌，黏性高，可附着于溃疡面，有效阻止胃酸、胃蛋白酶等对溃疡的进一步侵袭，有利于溃疡的愈合及修复；山药、薏苡仁性温，可健脾养胃，益气生津，能促进脾胃消化吸收；凤凰衣即鸡蛋壳的内膜，具有缓急止痛、护疮生肌之功，四者合用，可对胃及十二指肠溃疡起到辅助治疗作用。

【注意事项】饮食宜平和清淡，忌油腻、辛辣、易胀气之品。

干姜羊肉汤（《实用老年病食疗》）

【功效主治】温胃健脾。适用于胃部作寒，隐隐作痛，泛吐清涎，喜暖怕冷，四肢不温，倦怠乏力者。

【食方组成】干姜20g，羊肉200g。

【制作方法】将羊肉洗净，泡入清水中，换水，肉呈白色时加入沸水锅中煮3分钟，捞起。羊肉用精盐、醋反复揉搓片刻，用温水洗净，再入沸水中汆1分钟，捞出，切成片，干姜切成片，与羊肉片同入砂锅，加料酒、葱、醋，用文火煨炖至肉烂，加入精盐、胡椒粉、味精等调料即成。上下午分服，吃肉喝汤。

【食方分析】干姜为干燥老姜，味辛性热，可温脾胃而驱里寒，为脾胃虚寒所致胃病惯用的药食佳品。近代科学研究发现，干姜对应激性刺激所致的胃及十二指肠溃疡有抑制作用，羊肉性温，可益气补虚，温胃健脾，常吃羊肉能促进血液循环，增加热量，开胃健脾。

【注意事项】饮食应注意软烂温热，不可过食生冷寒凉之物。

3. 上消化道出血

鲜藕三七饮（《中国药膳大典》）

【功效主治】清胃热，活血止血。适用于呕血、黑便、心神不宁、心烦易怒、胃中灼痛者。

【食方组成】鲜藕汁100g，三七粉6g，生鸡蛋1个，白糖20g。

【制作方法】鲜藕汁加水适量，加入三七粉、白糖、生鸡蛋打破去皮，搅匀，调成羹，铝锅置武火上烧沸，再用文火将鸡蛋煮熟即成。上下午分食。

【食方分析】鲜藕汁性寒，味甘，含有丰富的鞣酸，能收缩血管，有清热消瘀，健胃止血的作用；三七粉活血止血；鸡蛋、白糖养血健胃，以上四味合制成羹饮，既能清泄胃热，又能活血止血，适用于轻度上消化道出血者。

【注意事项】饮食应少而清淡，以甘寒凉润为主，切忌辛辣火燥之品。

糯米阿胶粥（《中国药膳大全》）

【功效主治】养血止血。适用于时见少量呕血与黑便，胃脘隐隐灼痛，时而嘈杂似饥，心悸不宁，口燥咽干者。

【食方组成】阿胶 30g，糯米 30g，红糖适量。

【制作方法】将阿胶捣碎，放入铁锅中，炒至黄色，再研成细末，待用。将糯米淘洗干净，放入锅内，加水适量，先置武火上烧沸，再用文火煮至九成熟时，加入阿胶粉和红糖，继续熬煮至熟即成。早餐顿食。

【食方分析】阿胶为滋阴补血止血要药，可用于阴虚血虚所致的多种出血症，糯米补中益气，滋养脾胃，合而用之，对阴血不足引起的上消化道出血有标本同治的功效。

【注意事项】饮食忌干燥粗硬、辛辣油腻之物，忌烟酒浓茶。

4. 慢性胃炎

葱白茱萸粥（《胃病的治疗与调养》）

【功效主治】温阳健脾。适用于慢性胃炎脾胃虚寒患者。

【食方组成】葱白 30g，粳米 50g，吴茱萸 3g。

【随症加减】畏寒严重者加干姜 3g。

【制作方法】将葱白与粳米同煮成粥，将熟时加入吴茱萸，煮熟即可。

【食方分析】方中葱白味辛甘性温，发汗解表，散寒通阳；粳米味甘性平，补气生津，健脾止泻；吴茱萸味辛苦性温，散寒止痛，降逆止呕，助阳止泻。三者共用，温阳散寒，止痛止泻作用甚佳。

【注意事项】阴虚内热，血热妄行者忌服，忌与桔梗、防风、防己同服。

5. 胃下垂

黄芪枳实蜜饮（《胃肠病药膳良方》）

【功效主治】补中益气，升举消胀。适用于形体消瘦，胃脘部坠胀不适，乏力倦怠者。

【食方组成】炙黄芪 30g，枳实 20g，蜂蜜 15g。

【制作方法】将黄芪、枳实洗净，入锅，加水适量，用大火煮沸，改小火煎煮 30 分钟，去渣取汁，待药汁转温后兑入蜂蜜，搅匀即成。上下午分服。

【食方分析】黄芪补中益气，升提固脱，常用于治疗各种内脏下垂，并能增强人体免疫力；枳壳破气消胀，其水煎剂对胃肠、子宫皆有兴奋作用，能使其蠕动或收缩增强而有节律，患者可长期食用本药膳方。

党参木耳豆腐羹（《胃病患者吃什么》）

【功效主治】益气养阴，生津润燥，养胃健脾。适用于形体偏瘦，纳食少，稍食则胃坠胀不适，口干咽燥，倦怠乏力者。

【食方组成】党参 10g，木耳 10g，豆腐 200g，食用调和油、葱花、姜末、鲜汤、精盐、食醋、味精各适量。

【制作方法】将木耳用温水泡发 1 小时，洗净备用，党参洗净，晒干或烘干，研为细粉备用，豆腐切成小方块，在滚水中焯一下，除去豆腥味，炒锅上火，放适量植物油，烧至七成热，倒入葱花、姜末，煸香，再下木耳，翻炒数分钟后加鲜汤，倒入豆腐与党参粉，加精盐少许，焖烧至豆腐入味，加醋、味精，并用湿淀粉勾芡，拌和成羹，小沸后即成。早晚分食。

【食方分析】党参补中气，健脾胃，养胃阴，升提固脱；豆腐益气和中，生津润燥。本药膳方味道纯正，清淡爽口。

【注意事项】忌干燥粗硬、辛辣油腻、烟酒浓茶。

6. 慢性腹泻

山药茯苓羹（《实用老年病食疗》）

【功效主治】健脾益气，化湿止泻。适用于慢性腹泻反复发作，大便稀溏不成形，肠鸣腹胀，神疲乏力者。

【食方组成】山药 60g，白茯苓 60g，红糖 30g。

【制作方法】先将山药、茯苓共研成细粉，入锅中，加水煮成稠羹，再用生粉勾薄芡，兑入红糖，调匀即成。上下午分服。

【食方分析】山药甘平质润，是补益脾胃的药食兼用佳品，药用及家用山药均可。茯苓性质平和，擅长健脾利湿，对于脾虚运化无力、食少便溏，有健脾利湿、标本兼治的功效，健脾止泻多用白茯苓。红糖温中调味，与山药、茯苓同用，有较好的扶正健脾止泻的功效，且美味可口。

藿香苡仁粥（《百病食疗》）

【功效主治】祛暑清肠化湿。适用于腹泻反复发作，次数增多，大便夹有脓血黏液，腹痛腹胀者。

【食方组成】藿香 15g，薏苡仁 30g，粳米 100g。

【制作方法】先将藿香晒干或烘干，研成极细末，将薏苡仁洗干净后，与淘净的粳米同入砂锅，加水适量，大火煮沸后，改用小火煨煮成黏稠粥，粥将成时缓缓调入藿香细末，继续用小火煨煮片刻即成。早晚分食。

【食方分析】藿香味辛气香，辛散而不峻烈，微温而不燥热，具有运脾化湿和中的作用，与健脾止泻的薏苡仁、健脾和胃的粳米煮粥，对外感暑湿所致的腹泻及大肠湿热型急慢性腹泻均较适宜。

7. 溃疡性结肠炎

白头翁茶（《胃肠病药膳良方》）

【功效主治】清热化湿，理气止泻。适用于腹痛腹泻或里急后重，粪便夹有脓血黏液者。

【食方组成】白头翁 15g，黄连 3g，黄芩 10g，葛根 10g，木香 6g，绿茶 3g。

【制作方法】将前 5 味洗净，与绿茶一同入锅，加水适量，大火煮沸，改小火煎煮 30 分钟，去渣取汁即成。

【食方分析】白头翁、黄连、黄芩均可清大肠湿热，泻火解毒，是治疗湿热泻痢的要药；木香理气止痛；葛根升清止泻，绿茶清热燥湿止泻，该药茶药力集中，主攻方向明确，所以收效显著。

姜枣补骨脂红糖饮（《胃肠病药膳良方》）

【功效主治】温补脾肾。适用于病程日久，畏寒，面色苍白，腰酸膝冷，肠鸣腹泻多在黎明前者。

【食方组成】补骨脂 15g，生姜 30g，大枣 10 枚，红糖 20g。

【制作方法】将补骨脂、大枣洗净，与洗净切片的生姜同入锅中，用小火慢炖 30 分钟，去渣取汁，趁热加入红糖，待糖溶化后即成。

【食方分析】补骨脂补肾助阳，温脾止泻；生姜、红枣、红糖温脾散寒，制成甜饮后，更加适合脾肾阳虚患者长期饮用。

8. 痔疮

槐花芹菜粥（《家常花卉保健食谱》）

【功效主治】清热凉血止血。适用于内痔早期，痔核较小，症状以出血为主，出血量较多，血色鲜红，时多时少，时发时止者。

【食方组成】槐花 20g，芹菜 50g，粳米 50g，红糖适量。

【制作方法】将槐花烘干研成末，粳米淘洗干净，入锅，加清水适量，用大火煮沸，改小火煮成稀粥，粥将成时加入槐花、红糖，再煮至沸腾即可。早餐食用。

【食方分析】槐花味苦性寒，具有清热泻火、凉血止血的功效，对痔疮出血有良好疗效，现代药理研究证实，槐花所含芸香苷可增强毛细血管的抵抗力，改善血管壁脆性，具有抗炎、抗水肿作用，与芹菜、粳米、红糖熬成粥，不仅可清热凉血止血，还可调补脾胃。本方适用于内痔出血、血色鲜红等症。

【注意事项】忌食胡椒、辣椒、芥末、葱蒜等刺激性食物，忌酒。内痔出血量多者需采用其他止血方法紧急处理。

苍术黄柏蜜饮（《中国药膳大全》）

【功效主治】清利湿热，消肿止痛。适用于中晚期内痔，痔核脱出，肛门灼热疼痛，大便带血，肛门坠胀，大便黏滞不爽者。

【食方组成】苍术 30g，黄柏 10g，蜂蜜 20g。

【制作方法】将苍术、黄柏洗净，入锅加水适量，大火煮沸，改小火煎煮 30 分钟，去渣取汁，待药汁转温后兑入蜂蜜，搅匀即可。上下午分服。

【食方分析】本蜜饮是中医清热利湿名方二妙丸衍化而成，苍术燥湿健脾，黄柏清热利湿，佐以蜂蜜矫味润肠。组成少而精，故对中晚期湿热为患的痔疮有良好疗效。

【注意事项】忌食辛辣、温燥、刺激性食物。内痔出血量多者需采用其他止血方法紧急处理。

9. 习惯性便秘

芝麻奶汁饮（民间验方）

【功效主治】滋阴润肠通便。适用于大便干结难解，口渴喜饮者。

【食方组成】芝麻 20g，鲜牛奶 200g，蜂蜜 30g。

【制作方法】将芝麻炒酥压碎末，与鲜牛奶同烧开，加入蜂蜜溶化调匀，早晚分食。

【食方分析】蜂蜜味甘性平，入肝、心、脾、胃、肾、大肠经，滋润五脏，润肠燥，治便秘；芝麻味甘性平，入肝、肺、脾、肾经，益气养阴润肠；牛奶味甘性平，补虚益胃，生津润肤，润大肠，通便。本方香甜濡润，美味可口，坚持饮用，具有治疗和预防双重功效。

【注意事项】糖尿病患者忌用。

食方组成

百合归芍汤（朱向东经验方）

【功效主治】养血润燥通便。适用于大便干结，面色无华，头晕目眩，心悸健忘者。

【食方组成】当归 30g（君），生白术 90g（臣），白芍 30g（臣），百合 50g（臣），玫瑰糖 5g，红糖适量（佐）。

【制作方法】当归、生白术、白芍、百合洗净，与玫瑰糖同入纱布包，放入砂锅内加水烧开，中小火煎 40 分钟捞出药包，加红糖调味即可。

【食方分析】当归甘温，养血补虚，为补血良药，对于血虚津枯导致的习惯性便秘、老人或产后便秘者具有良好的疗效。重用生白术健脾以助肠运，配以白芍补血敛阴，百合滋阴润肺，四药合用可用于血虚津枯导致的便秘。

10. 脱肛

黄芪粳米粥（《巧吃治百病》）

【功效主治】补中益气，升提举陷。适用于脱肛，活动后加重，平卧休息后缓解，面色淡白，神疲乏力者。

【食方组成】生黄芪 30g，粳米 100g，红糖少许。

【制作方法】黄芪煎取浓汁，与粳米同煮粥，粥成加红糖及陈皮末调匀，稍煮即成。早晚分食。

【食方分析】黄芪味甘，性微温。擅长补气升提，为中医治疗中气下陷病证的常用药物，与调补脾胃的粳米同煮成稀粥，更便于脱肛患者食用。

知母黄柏蜜饮（《养生治病药膳》）

【功效主治】清化湿热，凉血解毒。适用于脱肛，难以自行回复，肛门灼热、肿痛、坠胀，或见大便夹有黏液、里急后重者。

【食方组成】知母 10g，黄柏 10g，败酱草 20g，蜂蜜 30g。

【制作方法】将知母、黄柏、败酱草洗净，入锅加水适量，大火煮沸，小火煎煮 30 分钟，去渣取汁，待药汁转温后调入蜂蜜，搅匀即成。

【食方分析】知母、黄柏配伍成药对，功专清利下焦湿热，辅以败酱草，增强清热化湿作用，故能辅助治疗湿热下注引起的脱肛。

三、内分泌病症

1. 糖尿病

葛根芩连乌鸡汤（民间验方）

食方组成

【功效主治】清胃肠实热，生津止渴，降血糖。适用于血糖升高，口干燥热，大便秘结者。

【食方组成】葛根 50g（君），黄连 20g（臣），黄芩 20g（臣），乌鸡 500g（臣），莲子 10g（臣），鲜芦笋 50g，鲜蘑菇 20g，草果 1 个，白芷 2g，葱 10g，生姜 5g，料酒 20g，白糖 5g，味精 2g，胡椒粉 2g，盐适量。

【制作方法】葛根清水洗净，锅内加清水放入葛根烧开，小火煎 10 分钟入黄连、黄芩（蜜蒸 10 分钟）煎 20 分钟，去渣留汤。乌鸡、莲子分别洗净，鲜芦笋、鲜蘑菇洗净，芦笋斜刀切成 4cm 长的段，焯水，蘑菇切块，葱洗净切段，姜洗净切片。乌鸡剁块焯水，锅内加水放入鸡块、莲子烧开，撇去浮沫，加葱姜、草果（拍开）、白芷、料酒小火煮 60 分钟，加药汤、白糖、盐继续煮 30 分钟，加芦笋、蘑菇入味，调胡椒粉、味精即可。

【食方分析】本方含葛根芩连汤之意，葛根发表解肌，升发脾胃清阳之气，黄连、黄芩清热燥湿，泻火解毒，清中焦实热，且有明显的降糖作用，三药合用清胃肠实热，生津止渴。乌鸡、莲子同用增益肾气、敛肺金、降痰涩之功。针对 2 型糖尿病患者降糖的同时，明显改善中满内热的口干、燥热等症状。

【注意事项】忌糖类、动物脂肪、油炸食物、酒及碳水化合物高的水果。

南瓜麦冬粟米粥（《内分泌代谢病药膳良方》）

【功效主治】滋阴补肾，健脾止渴。适用于血糖升高，尿频量多，浑如脂膏，头晕目眩，视物模糊，心烦失眠者。

【食方组成】青嫩南瓜 250g，麦冬 15g，粟米 50g。

【制作方法】将南瓜洗净，切成小方块，入锅，加水煮至六成熟时调入洗净的粟米，煮沸后加麦冬，充分拌和均匀，熬煮至粟米熟烂即成。

【食方分析】临床观察发现，青嫩南瓜具有较好的降血糖作用，但老甜南瓜降糖效果就不理想。麦冬可降血糖，养阴清热，生津止渴。粟米推荐糖尿病患者食用的降糖杂粮。

【注意事项】忌糖类、动物脂肪、油炸食物、酒及碳水化合物高的水果。

2. 单纯性甲状腺肿

紫菜萝卜汤（《家庭药膳全书》）

【功效主治】疏肝理气，消瘿化痰。适用于颈部轻度增粗，弥漫对称，质软不痛，颈肩胀，善太息，病情随情志波动而变化者。

【食方组成】白萝卜 250g，紫菜 15g，陈皮 2g，盐、醋适量。

【制作方法】将萝卜洗净切丝，紫菜、陈皮洗净剪碎，同放入锅内，加水煎煮半小时，加食盐、味精调味即成。当菜佐餐，随意食用。

【食方分析】紫菜为药食两用之品，具有良好的化痰软坚、散结消肿功效；白萝卜、陈皮都可化痰理气散结。本药膳方具有良好的行气解郁消瘿功效。

【注意事项】忌食辛辣动火、燥热的食物。

二海昆布汤（《家庭药膳全书》）

【功效主治】化痰散结。适用于颈部粗肿，逐渐增大，胸闷气短，食纳减少，或恶心欲吐者。

【食方组成】海藻 250g，海带 250g，昆布 250g。

【制作方法】将海藻、海带、昆布置于水缸中，每日用缸中的水煎服，代茶饮之，10 日一换。上下午分服。

【食方分析】海藻、海带、昆布均为高碘海产品，自古以来便作为消瘿常用之品，无论单独应用还是复方使用，均具有良好的化痰散结、消瘿退肿功效。

【注意事项】忌食辛辣、油腻及难以消化的食物。

3. 甲状腺功能亢进症

黄花菜马齿苋煎（《家庭药膳全书》）

【功效主治】清肝泻火。适用于颈部增粗，性情急躁，面红目赤，心悸口苦，或消谷善饥，眼球突出，手指震颤者。

【食方组成】黄花菜 30g，马齿苋 30g。

【制作方法】将黄花菜、马齿苋洗净，加水适量煎汤，去渣取汁。

【食方分析】马齿苋具有较好的清热解毒、清肝泻火的功效，性平，微凉，味甘，可平肝清热，养肝化湿，利尿消肿，与马齿苋配伍后，对肝火旺盛的甲状腺功能亢进症有一定疗效。

【注意事项】忌食辛辣刺激性及香燥、动火食物。忌食含碘食物。

桑葚决明菊花茶（《百病食疗》）

【功效主治】适用于颈部肿大，五心烦热，情绪激动，失眠健忘，多食易饥，乏力消瘦者。

【食方组成】桑葚 120g，炒决明子 250g，甘菊 30g，夏枯草 30g，麦冬 60g，枸杞子 60g，桂圆 60g。

【制作方法】将以上 7 味捣碎为细末，混匀，每次取 12g，沸水冲泡，代茶频频饮用。

【食方分析】桑葚滋阴养血，补益肝肾；麦冬、枸杞子滋阴，决明子、菊花平肝清热泻火；夏枯草协助决明子、菊花平肝，几味合用，对甲状腺肿有标本兼治功效。

【注意事项】忌食辛辣、香燥、动火食物，忌烟酒。

4. 甲状腺功能减退症

黄芪茶（《内分泌代谢病药膳良方》）

【功效主治】益气健脾，温中和胃。适用于面色萎黄，少气懒言，精神不振，倦怠乏力，形寒怕冷者。

【食方组成】黄芪 100g，红枣 10 枚。

【制作方法】将黄芪、红枣洗净，同入锅中，加水适量，煎煮 2 次，每次 30 分钟，合并滤汁即成。代茶频频饮用。

【食方分析】甲状腺功能减退与自身免疫有关，黄芪等补气药可调整机体免疫功能，治疗时应大剂量使用，可提高疗效，本药膳与红枣配伍，能增强治疗效果。

【注意事项】忌食生冷、油腻及不消化食物。

紫河车人参粉（《百病食疗》）

【功效主治】温补脾肾。适用于身面浮肿，心悸气短，腰背冷痛，神疲健忘，头晕耳鸣者。

【食方组成】紫河车（即胎盘）1 具，白参 20g。

【制作方法】将干燥紫河车除杂，微火烘干，与烘干的白参共研成细末，装入空心胶囊，瓶装，防潮，备用。每日 2 次，每次 4 粒，温开水送服。

【食方分析】紫河车为健康产妇的胎盘，味甘、咸，性温，可补肾益精，益气养血；人参大补元气，补脾益肺，生津安神，可调节机体免疫功能，与紫河车配伍更适合甲状腺功能减退患者食用。

【注意事项】忌食寒凉、生冷食物。

5. 更年期综合征

食方组成

百合地黄汤（民间验方）

【功效主治】清心安神，滋阴清热。适用于妇女绝经期前后，头晕耳

鸣，腰膝酸软，烘热汗出，五心烦热，烦躁易怒，口干口苦者。

【食方组成】百合 30g（君），生地黄 30g（臣），浮小麦 30g（臣），玫瑰糖 2g，冰糖适量。

【制作方法】生地黄洗净入锅水煎 30 分钟去渣，玫瑰糖泡水。百合（百合干泡透）、浮小麦洗净入锅加水（矿泉水最好）烧开，中小火煮 50 分钟，加生地黄汁、玫瑰糖汁、冰糖煮化即可。

【食方分析】本方含百合地黄汤之意，百合入心经，养心阴，益心气，善于清心热而安心神。生地黄甘寒质润，苦寒清热，入营分、血分，为清热凉血、养阴生津、补肾之要药，益阴血之上品，长于滋阴清热，又能凉血。百合、生地二药相配具有滋心肾之阴，清虚热凉血之功。配以浮小麦固表止汗，益气，除热。三药合用能明显改善更年期心烦不安，烘热汗出等症状。

【注意事项】忌食辣椒、咖啡、酒、浓茶等刺激性食物。

党参肉桂红枣饮（《中华药膳宝典》）

【功效主治】温补脾肾。适用于妇女绝经期前后，月经紊乱，经量多，或带下量多，色白质稀，形寒肢冷，神疲乏力者。

【食方组成】党参 15g，肉桂 3g，红枣 10 枚，红糖 10g。

【制作方法】将党参、红枣洗净，入锅，加水适量，煎煮 30 分钟，加入肉桂，再煎煮 5 分钟，去渣取汁，趁热加入红糖饮用。上下午分服。

【食方分析】党参益气健脾；红枣益气养血，协助党参补脾；肉桂温阳补肾散寒，以上三味与红糖制成甜羹后，对脾肾阳虚的更年期综合征尤为适宜。

【注意事项】忌食生冷及寒凉食物。

6. 高脂血症

花生红枣粟米粥（《内分泌代谢病药膳良方》）

【功效主治】健脾化湿降脂。适用于血脂增高而面色淡黄，形体丰满，四肢倦怠，头身沉重，或见下肢浮肿，大便稀溏不成形者。

【食方组成】花生米 50g，红枣 15 枚，粟米 100g，红糖 10g。

【制作方法】将花生米入锅，小火翻炒至熟，出香味，研成细末，备用。红枣洗净，放入清水中浸泡片刻，与淘洗干净的粟米同放入砂锅，加水适量，大火煮沸，改用小火煨煮至粟米酥烂，粥将成时调入花生末及红糖，拌和均匀，即成。早晚分食。

【食方分析】花生仁富含不饱和脂肪酸，具有降低血脂功效；红枣益气健脾；粟米健脾化湿，三味合用，共奏健脾化湿降脂功效。

【注意事项】忌食生冷、油腻、动物内脏及难以消化的食物。

红曲山楂鸭脯汤（民间验方）

食方组成

【功效主治】平肝泻火降脂。适用于血脂增高而见头晕目眩，耳鸣，烦躁易怒，舌红少津者。

【食方组成】红曲12g（君），决明子30g（臣），生山楂30g（臣），鸭脯肉200g（臣），香菜2g，花椒1g，白酒3g，白醋1g，葱段4g，姜片6g，白糖5g，味精2g，香油2g，盐适量。

【制作方法】红曲、决明子、生山楂、花椒洗净，装药袋；鸭肉洗净，切成1.5cm的片，加酒1g，白醋腌渍20分钟；香菜洗净切2cm的段。锅内加清水，投入姜片3g和腌制的鸭肉一起煮开，捞出鸭脯，另起开水锅放鸭脯、药袋烧开，去浮沫，加酒、葱段、姜片、白糖中小火炖40分钟，调盐继续炖10分钟，捞出药袋，加香菜、味精，淋香油即可。

【食方分析】红曲健脾消食、活血化瘀；决明子平肝泻火、润肠通便，降低血脂，并能抑制血清胆固醇的升高和动脉粥样硬化斑块的形成；生山楂活血化瘀，是公认的降血脂佳品，三者与鸭脯合用，对肝火炽盛型高脂血症颇为适宜。

7. 痛风

扁豆红枣粳米粥（《家常粮食保健食谱》）

【功效主治】清热化湿，健脾消肿。适用于关节红肿热痛，疼痛剧烈，或伴发热、头痛、口渴者。

【食方组成】粳米50g，白扁豆25g，红枣50g。

【制作方法】将粳米、白扁豆、红枣淘洗干净，一同放入砂锅，加水500mL，用旺火烧开后转用小火熬煮成稀粥。早晚分食。

【食方分析】扁豆为药食两用之品，具有温和的健脾化湿作用，红枣补脾化湿，养血益胃；粳米中含嘌呤量较少，可健脾和胃，比粗粮更适合痛风病人食用。

土茯苓百合蒸鸡（民间验方）

【功效主治】滋阴养血，通络祛湿止痛。适用于关节疼痛，日久不愈，关节肿胀，屈伸不利，关节局部皮肤色紫暗，有痛风石，关节僵硬者。

【食方组成】土茯苓 60g（君），威灵仙 30g（臣），百合 30g（臣），仔鸡 1 只（臣），姜片 5g，花椒 1.5g，草果 1 个，山奈 2g，料酒 15g，葱段 10g，白糖 10g，胡椒粉 2g，盐适量。

【制作方法】土茯苓、威灵仙、百合、花椒、山奈、草果洗净，草果拍开与其他药材一起装入药袋中。仔鸡洗净焯水，药袋装入鸡腹内，将鸡放入器皿内加水、葱姜、料酒、白糖、盐，旺火蒸 80 分钟，取药袋、葱姜，调胡椒粉即可。

【食方分析】土茯苓解毒、除湿、通利关节，威灵仙祛风湿、通经络；百合养阴清热、滋补精血，三药合用可既可祛风湿，通经活络，又可滋阴养血。

8. 骨质疏松

核桃粉牛奶（《百病食疗》）

【功效主治】补肾助阳，补充钙质。适用于腰膝酸软疼痛，或弯腰驼背，或自发性骨折，畏寒肢冷，头晕耳鸣，夜间多尿者。

【食方组成】核桃仁 20g，牛奶 250mL，蜂蜜 20g。

【制作方法】将核桃仁研成粗末，备用。牛奶倒入砂锅，用小火煮沸，调入核桃仁粉，拌匀，再煮至沸，停火，加入蜂蜜，搅拌均匀即成。当早点，随意食用。

【食方分析】核桃仁补肾助阳，润肠通便，且含有较多的钙质；牛奶为高钙饮品，与核桃仁合用，不仅味道鲜香，而且是温肾补钙、防治骨质疏松的佳品。

【注意事项】忌食生冷、过咸、过甜食物，忌烟酒及偏食。

海带绿豆粥（《骨质疏松患者补钙食谱》）

【功效主治】滋阴补钙。适用于腰背及下肢酸痛，驼背弯腰或有自发性骨折，头晕耳鸣，五心烦热，失眠盗汗，口燥咽干者。

【食方组成】海带 50g，绿豆 150g，粳米 50g，白糖适量。

【制作方法】将海带浸泡洗净，切碎，绿豆、粳米洗净，锅中加水煮沸，下入绿豆稍煮，再放入粳米、海带同煮，煮至豆和米烂时，加入白糖调味，煮时用勺子搅动锅底，防止黏锅，米烂粥稠时出锅即成。早晚分食。

【食方分析】海带滋阴泄热，软坚化痰，不仅含碘丰富，还含有多种维生素和氨基酸，是补钙、防治骨质疏松的妙品；绿豆为高钾低钠、高钙高磷食物，与海带、粳米煮粥后，更适宜阴虚的骨质疏松患者食用。

【注意事项】忌食辛辣动火食物。

9. 水肿

玉米须速溶饮（《药膳食谱集锦》）

【功效主治】健脾利湿，消肿。适用于头面或肢体浮肿，面色不华，疲倦肢冷，脘闷食减者。

【食方组成】鲜玉米须 1000g，白糖 500g。

【制作方法】玉米须加水煮 1 小时，去渣取汁，以小火煎煮浓缩，至将要干锅时停火，待冷却后拌入干燥白糖吸净药汁，晒干，压碎，装瓶备用。每日 3 次，每次 10g，以沸水冲化服。

【食方分析】鲜玉米须具有利尿消肿、利湿退黄的功效，对多种水肿均有效，是物美价廉的药食两用佳品，与白糖制成速溶饮，对脾虚湿盛型水肿有一定疗效。

【注意事项】忌食生冷、油腻及难以消化的食物，忌饮食过咸。

杜仲茯苓皮粥（《内分泌代谢病药膳良方》）

【功效主治】补肾利水消肿。适用于面浮身肿，腰下为甚，腰痛酸重，畏寒肢冷，神疲乏力者。

【食方组成】杜仲 30g，茯苓皮 30g，粳米 50g。

【制作方法】将杜仲、茯苓皮洗净切碎，放入砂锅，加水浸泡片刻，煎煮 30 分钟，去渣取汁，浓缩至 100mL，备用，将粳米淘洗干净，放入洗净的砂锅，加水煮成稠粥，粥将成时，调入杜仲、茯苓皮浓缩汁液，拌和均匀，再煮至沸即成。早晚分食。

【食方分析】杜仲擅长温补脾肾，茯苓皮善于健脾利水消肿，两者与粳米煮粥后，对肾虚水泛的水肿有一定疗效。

【注意事项】忌食生冷、油腻及过咸食物。

10. 单纯性肥胖病

泽泻乌龙茶（《百病食疗》）

【功效主治】利湿减肥。适用于形体肥胖，易于疲劳，呼吸短促，胸闷痰多，大便稀溏不成形，下肢浮肿者。

【食方组成】泽泻30g，乌龙茶5g。

【制作方法】将泽泻洗净切碎，放入砂锅，加水适量，浓煎2次，每次30分钟，合并2次滤汁，备用。将乌龙茶放入有盖杯中，加入适量泽泻药汁，用沸水冲泡，加盖焖10分钟即可饮用，一般可连续冲泡3~5次。泽泻药汁随茶饮用，当日饮完。

【食方分析】泽泻具有利小便、清湿热、减肥等多种功效；乌龙茶善于祛脂减肥，清热利尿，以上两味配伍，具有良好的减肥效果。

【注意事项】忌食生冷及过咸食物。

山楂二芽粥（民间验方）

【功效主治】消食导滞。适用于形体肥胖，头沉胸闷，恶心痰多，脘腹胀满，不思饮食者。

【食方组成】焦山楂30g，焦麦芽30g，焦谷芽30，粳米50g。

【制作方法】将以上食材洗净后同放入砂锅，加水浸泡片刻，大火煮沸，改用小火煨煮成稠粥。

【食方分析】焦山楂、焦麦芽、焦谷芽均具有消食导滞、轻身减肥功效，与粳米煮粥后，适合饮食积滞的肥胖者食用。

【注意事项】忌食生冷、油腻、难以消化及过咸过甜食物。

四、心脑病症

1. 冠心病

丹参瓜蒌粥（朱向东经验方）

食方组成

【功效主治】活血化瘀通络。适用于心胸疼痛如刺如绞，面部或口舌青紫，舌质紫暗或见瘀斑、瘀点者。

【食方组成】瓜蒌 30g（君），丹参 20g（臣），薤白 20g（臣），川芎 20g（臣），粳米 100g（臣），鲜橘皮 5g，盐 1g，冰糖适量。

【制作方法】瓜蒌、丹参、薤白、川芎洗净入锅煎 30 分钟去渣。粳米、鲜橘皮洗净入锅，加药汤、少许清水烧开，中小火煮成粥，捞出橘皮，加盐、冰糖，煮化冰糖即可。

【食方分析】瓜蒌化痰通阳，开痹散结，丹参活血通经，祛瘀止痛，清心除烦，薤白辛散苦降，温通滑利，善散阴寒之凝滞，通胸阳之闭结，为治胸痹之要药，川芎行气止痛，活血化瘀，诸药合用，对瘀血阻滞、胸阳不振所致的冠心病有良好疗效。

玉竹心子（《中国药膳辨证治疗学》）

【功效主治】滋补心阴。适用于心胸灼痛时作，心悸怔忡，心烦不寐，咽干，面色潮红，手足心热者。

【食方组成】玉竹 50g，猪心 1 个，姜、葱、盐、糖各少许。

【制作方法】将玉竹放入砂锅，加水 3000mL，煎取药液 1500mL，将猪心剖开，洗净血水，放入锅中，将药液、姜、葱、糖等调料同入锅中，煮至猪心熟软，取出猪心晾干，切片即成。佐餐，1 周 2 剂，长期食用，

【食方分析】玉竹甘微寒，养阴生津，猪心入心，滋补心之阴血，现代研究也证实，玉竹有强心作用，能改善心肌缺血的症状。因配有姜、葱，故不必畏胆固醇增高。

2. 心律失常

洋参莲肉汤（民间验方）

【功效主治】益气养阴，补心安神。适用于心悸怔忡，面色无华，倦怠乏力，舌红少津者。

【食方组成】西洋参 6g，莲子 15g，冰糖 20g。

【制作方法】将西洋参切薄片，莲子不去心，与冰糖一起入锅，加水适量，小火煎煮至莲子熟烂即成。

【食方分析】西洋参气阴双补，莲子养心安神，与冰糖相配，增强养心补气阴之功。现代研究表明，西洋参有营养心肌和抗疲劳作用，莲子中的莲心含莲心碱，有抗心肌缺血、抗心律失常的功效。

黄连阿胶鸡子黄汤（《伤寒论》）

【功效主治】滋阴泻火。适用于心悸怔忡，面色无华，心烦少寐，头晕目眩，手足心热者。

【食方组成】黄连10g，阿胶15g，鸡蛋2个，黄芩9g，白芍12g。

【制作方法】先将黄连、黄芩、白芍煎汤300mL，阿胶单独烊化，与药液同煮沸时，冲入鸡蛋黄，搅匀即成。每日1剂，分3次饮用。

【食方分析】阿胶、白芍、鸡蛋黄滋养心阴，黄连、黄芩泻心火，共奏滋阴泻火的功效，对阴虚火旺证者适宜，心经实火者亦可饮用。

3. 高血压

牛膝白果冬瓜炖排骨（朱向东经验方）

食方组成

【功效主治】行气化瘀，补益肝肾。适用于头痛，头昏脑胀，视物模糊，眼睛胀痛，腰膝酸软，肢体麻木者。

【食方组成】川牛膝20g（君），茺蔚子20g（臣），瓜蒌20g（臣），冬瓜200g（臣），排骨200g（臣），白果10g（臣），葱6g，姜4g，醋3g，料酒8g，白糖5g，胡椒粉2g，鸡精2g，盐适量。

【制作方法】川牛膝、茺蔚子、瓜蒌清水冲洗后装药袋；冬瓜、白果去皮洗净，冬瓜切块，排骨斩成骨牌块漂洗净；葱洗净切段，姜洗净切片。排骨入水锅焯透，捞出洗净，另起水锅入排骨、白果烧开，去浮沫，加葱姜、醋、料酒，中小火炖60分钟，加入药袋、冬瓜、白糖、盐继续炖30分钟，捞出药包，调胡椒粉、鸡精即可。

【食方分析】川牛膝通经活络，引血下行，补肝肾；茺蔚子活血清肝，有很好的利水作用；瓜蒌化痰散结；白果、冬瓜协小排，固精关，敛肺气，健脾胃之功效。本方化瘀滞，行气血，补肝肾，平肝阳，通络利水降压。

半夏天麻鸡（朱向东经验方）

食方组成

【功效主治】燥湿化痰，平胃疏肝。适用于眩晕，头痛，头重如裹，头胀，倦怠，心烦欲呕，或胸闷时吐痰涎者。

【食方组成】法半夏15g（君），炒白术30g（臣），仔鸡1只（臣），天麻 15g（佐），竹笋 50g，菜心 10g，姜 10g，白芷 3g，草果 1 个，料酒 15g，白糖 10g，胡椒粉 2g，盐适量。

【制作方法】法半夏、炒白术、天麻、白芷、草果洗净，草果拍开与其他药材一起装入药袋中。竹笋、菜心洗净，竹笋切块，与菜心分别焯水。仔鸡洗净，姜洗净切片，药袋放入鸡腹内，放入砂锅内加水，大火烧开，撇净浮沫，加姜、白糖、料酒，加盖小火煨 60 分钟，取出药袋加竹笋、菜心，调盐、胡椒粉煨 10 分钟即可。

【食方分析】本方含半夏白术天麻汤之意，代谢性高血压多因脾湿生痰，痰阻清阳，加之肝风内动，风痰上扰所致。方中半夏燥湿化痰，降逆止呕；天麻平肝息风，而止头眩，两者合用，为治风痰眩晕头痛之要药。配以白术，健脾燥湿，与半夏、天麻配伍，祛湿化痰、止眩之功益佳。

4. 高血压伴高脂血症

莲子松仁玉米（《菜谱大全》）

【功效主治】健脾补肺。适用于平日无明显症状，偶有头晕，神疲乏力，失眠健忘，肢体麻木，胸闷，心悸者。

【食方组成】鲜莲子 150g，鲜玉米粒 160g，松子 70g，胡萝卜 50g，姜片、葱段、盐、淀粉、食用油各适量。

【制作方法】去皮胡萝卜切丁，莲子心挑去，锅中水烧开，加 2g 盐，将胡萝卜、玉米粒、莲子煮至八成熟，捞出，热锅注油，烧至三成热，放入松子，用小火滑油 1 分钟至熟，捞出，用油起锅，放入姜片、葱段爆香，倒入玉米粒、胡萝卜、莲子，拌炒匀，放盐、鸡精、水淀粉勾芡，将食材盛出，撒上松子、葱花即可。

【食方分析】莲子清热降火，降血压；玉米益肺宁心，健脾开胃，利水通淋；松子滋阴健脾补肺；胡萝卜清热解毒，补肝明目，诸味合而用之，非常适合高血压伴高脂血症患者日常食用。

5. 低血压

至补人参乌鸡汤（《家常食谱》）

【功效主治】补中益气，安神。适用于头晕目眩，神疲乏力，心悸气短者。

【食方组成】陈皮 5g，红枣 30g，乌鸡肉块 200g，人参 8g，盐 2g。

【制作方法】锅中注入适量水烧开，倒入备好的乌鸡块，搅散，煮 2~3 分钟，氽去血水；捞出煮好的乌鸡骨，将乌鸡肉过一遍冷水，沥干水分，备用。砂锅中倒入适量的水烧开，将洗好的人参、红枣、陈皮倒入锅中，倒入乌鸡肉，搅拌均匀，盖上锅盖，烧开后转中火煮 3 小时，放入少许盐，搅拌均匀，将煲好的乌鸡汤盛出即可。

【食方分析】红枣含维生素、铁等，具有补中益气、养血安神的作用；乌鸡含铁丰富，能滋阴补血，增强免疫；人参补气；陈皮疏肝理气，该药膳有很好的补气补血作用，常食可促进血压升高。

升压茶（《中国药膳辨证治疗学》）

【功效主治】温补心肾。适用于头晕目眩，畏寒肢冷，神倦心悸者。

【食方组成】桂枝 10g，肉桂 10g，炙甘草 9g。

【制作方法】上 3 药共研粗末，开水冲泡，加盖 5 分钟后即可食用。

【食方分析】桂枝温心阳，肉桂补肾阳，两桂之辛热，配甘草之甘，辛甘化阳，使心肾之阳得振，起到升压作用。

6. 偏头痛

香附川芎茶（民间验方）

【功效主治】疏肝解郁。适用于头痛偏于一侧，左右不一，多呈胀痛，反复发作，胸闷不舒，情志抑郁，心烦易怒者。

【食方组成】香附 3g，川芎 10g，茶叶 3g。

【制作方法】上药共为粗末，泡水冲服。

【食方分析】香附味辛性平，入肝经，能理气解郁，疏肝止痛；川芎味辛性温，长于行气活血，祛风止痛；茶叶味苦性寒，善清利头目，诸药合用，共奏疏肝解郁、理气活血止痛之功。

菊楂决明饮（《药膳食谱集锦》）

【功效主治】平肝潜阳。适用于头痛且胀，眩晕，口苦咽干，五心烦热，面部烘热者。

【食方组成】菊花 10g，生山楂片 15g，决明子 15g（捣碎），冰糖适量。

【制作方法】前3药以沸水冲泡半小时后，加入冰糖。频频饮用，每日数次。

【食方分析】菊花甘苦微寒，清肝平肝；山楂活血化瘀；决明子平肝明目，诸药共奏平肝阳，清肝火，化瘀血之功。

7. 中风

天麻鱼头（《中风恢复期的药膳食疗》）

【功效主治】平抑肝阳，息风通络，适用于中风恢复期。

【食方组成】鲜鲤鱼1尾（1500g），天麻50g，川芎20g，茯苓10g，葱、姜、水豆粉、清汤、白糖、食盐、味精、胡椒面、香油适量。

【随症加减】抽搐患者加地龙5g。

【制作方法】将鲜鲤鱼去鳞、鳃、内脏，洗净。将川芎、茯苓切成片，用第二次米泔水泡，再将天麻放入泡过川芎、茯苓的米泔水中浸泡4~6小时，捞出天麻置米饭上蒸透，切成片待用。将天麻片放入鱼头和鱼腹中，置盆内，然后放入葱、生姜，加入适当清水后，上笼蒸约30分钟，将鱼蒸好后，拣去葱和生姜，另用水豆粉、清汤、白糖、食盐、味精、胡椒面、香油烧开勾芡，浇在天麻鱼头上即成。

【食方分析】天麻味甘性平，息风定惊，益气化痰；川芎味辛苦性温，其性辛窜升浮，上行可至头目，下行可至血海，功能补血活血，行气开郁；茯苓味甘淡性平，具健脾和胃、调营理卫之功；鲜鲤鱼性平味甘，和胃行水活血，利小便。诸味配伍，共奏平肝息风、定惊止痛、行气活血之功。

【注意事项】服用期间忌油腻、饮酒。

玉兰鱼球（《中风恢复期的药膳食疗》）

【功效主治】育阴息风，适用于中风恢复期。

【食方组成】生鱼肉（海鱼或草鱼均可）200g，玉兰花瓣15个，鸡蛋5个，味精、料酒、香油及盐适量。

【随症加减】舌红少苔明显者可加白芍15g。

【制作方法】将鱼肉去刺切碎，玉兰花切成丝或末，二者混拌成泥。取5个蛋清，用筷子搅拌至稠，蛋清放入少许香油、料酒、味精及盐。然后，将鱼肉玉兰泥做成数个小球状，放入配好的蛋清中蘸匀，捞出后码在盘子中央，另取玉兰花瓣数片，围绕盘子四周分别贴在鱼盘外沿，最后将整盘玉兰鱼球放在开锅的蒸屉上蒸 5 分钟，即可食。

【食方分析】玉兰味苦性寒，花瓣可食用，具清热滋阴之效；海鱼或草鱼均具养阴血、健胃补脑强身之效；鸡蛋滋阴血，养液息风。上三味共奏滋阴养血，育阴息风之功。

【注意事项】体质虚寒者慎用。

8. 神经衰弱

佛香梨 （《中国药膳辨证治疗学》）

【功效主治】疏肝解郁，健脾理气。适用于精神抑郁，善疑多虑，头晕脑胀，心烦失眠，倦怠乏力，胸闷不舒者。

【食方组成】佛手 5g，制香附 5g，梨 2 个。

【制作方法】将佛手、香附研末备用，梨去皮，切开剜空，各放入一半药末，合住，上锅蒸 10 分钟，即成。每日 1 个，分 2 次服用。

【食方分析】佛手疏肝解郁，和中化痰；香附疏肝理气止痛，二者为伍并配以清热化痰生津之白梨，有疏肝解郁、理气化痰之效。

百合龙眼小米粥 （民间验方）

【功效主治】补养心脾，宁心安神。适用于多梦易醒，醒后难以入睡，心悸健忘，神疲乏力，面色少华者。

【食方组成】百合 15g，龙眼肉 15g，小米 100g，红糖适量。

【制作方法】前 3 味同煮成粥，熟后将红糖调入。

【食方分析】龙眼肉养心安神，益气健脾；百合清心安神；小米健脾养胃，此粥有养心健脾安神之效。

9. 帕金森病

杞芪炖乳鸽 （《中国药膳辨证治疗学》）

【功效主治】补中益气，滋阴养血。适用于肌肉强直，筋脉拘急，肢体震颤较重，四肢乏力，精神倦怠，头晕眼花，面色无华者。

【食方组成】黄芪 30g，枸杞子 30g，乳鸽 1 只。

【制作方法】将乳鸽（未换毛的幼鸽）去毛和内脏，洗净，放入炖盅中，加水适量，再加入黄芪、枸杞子，将盛鸽和药的盅放入锅内，隔水炖熟即成，食用时可加食盐、味精少许，每3天炖服一次。

【食方分析】黄芪味甘性微温，大补脾肺元气，有补气升阳、益卫固表之功效，枸杞味甘性平，滋补肝肾，明目润肺；乳鸽甘咸性平，含丰富蛋白质，具有补肝肾、益精血、益气的功效。三者合用可补中益气，滋阴养血。

薏苡杏仁粥（民间验方）

【功效主治】利水渗湿，通络息风。适用于头部及肢体动摇震颤，颈背拘急，肢体强直，动作不利，伴胸闷脘痞痰多者。

【食方组成】薏苡仁30g，杏仁10g，冰糖少许。

【制作方法】先将薏苡仁入锅，加水适量，置火上烧沸，再用温火煎煮至半熟，放入杏仁，继续用文火熬熟，加入冰糖即成。

【食方分析】薏苡仁味甘性寒，健脾渗湿，疏通经脉；杏仁苦泄降气，豁痰止咳，合用有豁痰通络息风之功效。

10. 失眠

黄精冬瓜助眠汤（朱向东经验方）

食方组成

【功效主治】健脾和胃，养心安神。适用于心悸，多梦易醒，四肢倦怠，情志不畅，食欲不振者。

【食方组成】黄精30g（君），五味子50g（臣），合欢皮15g（臣），冬瓜200g（臣），排骨200g（臣），姜片5g，花椒1.5g，草果1个，香砂2个，料酒15g，葱段10g，白糖5g，胡椒粉2g，鸡粉2g，盐适量。

【制作方法】黄精、五味子、合欢皮洗净，入锅煎30分钟，去渣。冬瓜去皮，洗净，切块。排骨洗净，剁成骨牌块，焯水，撇净浮沫，姜片、花椒、草果、香砂、葱段用纱布包好，冲洗后放入开水锅内，加料酒、白糖中小火炖60分钟，加冬瓜、盐、药汤继续炖30分钟，捞出调料包，加鸡粉调味即可。

【食方分析】黄精补气养阴、健脾、润肺、益肾，五味子收敛固涩、益气生津、补肾宁心，合欢皮解郁、和血、宁心，三药与冬瓜、排骨合用可补肾宁心，调养心神，健脾和胃。

五、肝肾病症

1. 黄疸

玉米须赤小豆羹（《豆制品治病养生 850 方》）

【功效主治】清热化湿，利胆退黄。适用于目黄身黄，黄色鲜明，纳呆厌油，恶心欲呕，口苦口黏，周身乏力，腹部胀满者。

【食方组成】玉米须 50g，赤小豆 100g。

【制作方法】将玉米须洗净切碎，与淘洗干净的赤小豆一同投入沸水锅中，用大火煮沸，改用小火煮至赤小豆熟烂即成。早晚分食。

【食方分析】玉米须性平，味甘，具有清热利尿、利胆降压等功效；赤小豆性平，味甘、酸，具有利水除湿、和血排脓、消肿解毒等功效；玉米须与赤小豆一同为羹，治疗黄疸之阳黄是简便廉验的药膳。

【注意事项】忌食辛辣、油腻食物。

茵陈干姜粥（《药粥治病养生 777 方》）

【功效主治】温中散寒，利湿退黄。适用于目黄身黄，黄色晦暗，纳呆食少，口淡不渴，喜热饮食，脘痞腹胀，四肢不温，畏寒喜暖者。

【食方组成】茵陈 15g，干姜 6g，粳米 50g，白糖适量。

【制作方法】将茵陈、干姜洗净，放入锅中，加适量清水，用大火煮沸，再用小火煮 25 分钟，去渣取汁，放入淘净的粳米，继续用小火煮至米烂粥稠，最后调入白糖，略煮即成。

【食方分析】茵陈苦寒，是退黄的主药；干姜大辛大热，温中回阳，温肺化饮，善于除里寒以温脾胃，与茵陈合用，温中退黄；另用粳米缓和药性，同时补益脾气，培土制水。本药膳方适合黄疸之阴黄证。

【注意事项】忌食生冷、寒凉、油腻及难以消化的食物。

2. 慢性肝炎

沙参枸杞粥（《中华临床药膳食疗学》）

【功效主治】适用于右胁胀痛，脘腹满闷，恶心厌油，身目黄或无黄，小便黄赤，大便黏腻不爽者。

【食方组成】沙参 15～20g，枸杞子 15～20g，玫瑰花 3～5g，粳米 100g，冰糖适量。

【制作方法】先煎沙参，去渣取汁，再与粳米、枸杞子同煮成粥，最后待粥快熟时，加入玫瑰花丝，稍煮片刻，调以适量白糖即成。早晚分食，可连续服用半个月至 1 个月。

【食方分析】沙参、枸杞子均为滋阴清热药；玫瑰花理气解郁，和血散瘀，玫瑰花中的挥发油具有解毒、促进胆汁分泌的作用；粳米补中益气，几种食材合用，可辅助治疗肝胆湿热性慢性肝炎。

【注意事项】风寒外感者忌服。忌暴饮暴食，不宜吃刺激性强的食物。

香附陈皮粥（《药粥治病养生 777 方》）

【功效主治】疏肝理气止痛。适用于胁肋胀满，精神抑郁或烦躁，面色萎黄，纳食减少，口淡乏味，脘痞腹胀者。

【食方组成】香附 5g，陈皮 5g，粳米 100g。

【制作方法】香附洗净切片，陈皮洗净，与淘净的粳米一同放入砂锅中，加水适量，大火煮沸，改用小火煮至粥成。早晚分食。

【食方分析】香附辛散，为疏肝理气要药；陈皮调理中焦气机，粳米健脾益气除湿，三味合用，共奏疏肝理气止痛目的，常用于肝郁脾虚的慢性肝炎患者。

【注意事项】忌食生冷、油腻食物。

3. 脂肪肝

泽泻乌龙茶（《百病食疗》）

【功效主治】护肝消脂，利湿减肥。适用于脂肪肝出现胁腹作痛，形体肥胖，神疲乏力，肢体沉重者。

【食方组成】泽泻 15g，乌龙茶 3g。

【制作方法】将泽泻加水煮沸 20 分钟，取药汁冲泡乌龙茶，即成。代茶频频饮用，可连续冲泡 3～5 次，当日饮完。

【食方分析】泽泻性寒，味甘、淡，具有利水渗湿泄热、降血脂等功效。乌龙茶是一种半发酵的茶，每天喝几杯有抑制胆固醇上升的效果。

【注意事项】肝肾虚而无湿热者忌用。忌食生冷、油腻及过于滋补的食物。

二子降脂茶 （《脂肪肝食物疗法》）

【功效主治】滋补肝肾，散瘀降脂。适用于脂肪肝出现右胁隐痛，头昏耳鸣，腰酸乏力，手足心热，口干口渴者。

【食方组成】枸杞子30g，女贞子30g。

【制作方法】将枸杞子、女贞子洗净，晒干，放入水杯中用沸水冲泡，加盖焖15分钟即可代茶频频饮用，可连续冲泡3~5次，当日饮完。

【食方分析】枸杞子具有滋补肝肾、降血脂的作用，并能保肝、护肝、抗脂肪肝。女贞子性平，味甘，具有滋补肝肾、乌发明目、强壮腰膝、通便等功效，现代研究表明，女贞子有降胆固醇及甘油三酯的作用，对防治脂肪肝有益。

【注意事项】忌食辛辣动火、香燥食物。

4. 胆囊炎

柴胡郁金蜜饮 （《百病食疗》）

【功效主治】疏肝利胆，行气止痛。适用于右上腹疼痛，连及肩背，阵发性胀痛，恶心，食欲不佳，恼怒诱发加剧者。

【食方组成】柴胡10g，郁金12g，蜂蜜20g。

【制作方法】将柴胡、郁金洗干净，入锅加水适量，浸泡30分钟，用大火煮沸，改小火煎煮30分钟，去渣取汁，待药汁转温后调入蜂蜜即成。上下午分服。

【食方分析】柴胡疏肝理气解郁，郁金行气活血，疏肝利胆，与柴胡配伍后疏肝利胆止痛作用加强，配以缓急止痛的蜂蜜，更加适合肝郁气滞的胆囊炎患者食用。

【注意事项】忌食生冷、油腻。

食方组成

金钱草黄米粥 （民间验方）

【功效主治】除湿退黄，利尿通淋，清热消肿。适用于右上腹及胃脘部胀痛，时发时止，阵发性加剧，或隐痛，或绞痛，或牵拉疼痛，遇热缓解，遇冷加剧者。

【食方组成】金钱草 30g（君），郁金 30g（臣），香附 15g（臣），黄米 100g（臣），薏苡仁 50g（臣），盐或冰糖适量。

【制作方法】金钱草、郁金、香附洗净入锅，煎 30 分钟，去渣。薏苡仁洗净入，冷水锅烧开，改中小火煮 45 分钟，黄米洗净入锅，加药汤继续煮成粥状，依据口味调入盐或冰糖即可。

【食方分析】金钱草清热利湿、排石解毒、散瘀止痛，郁金活血止痛、行气解郁、清心凉血、利胆退黄，香附疏肝解郁、理气宽中、调经止痛，薏苡仁健脾利湿，四药与黄米合用可疏肝利胆，行气止痛。

【注意事项】忌食生冷、油腻之品。

5. 慢性肾炎

黄芪山药粥（《中国民间疗法》）

【功效主治】利水消肿，补气健脾。适用于慢性肾炎见浮肿、乏力、面色萎黄、心悸气短者。

【食方组成】生黄芪、生山药、粳米各 50g。

【制作方法】先煮黄芪 20 分钟，去渣取汁，再入山药、粳米共煮成粥，分早晚 2 次温服，每日 1 剂。

【食方分析】黄芪可补气、利尿、消肿，山药健脾养胃，滋阴补肾，强身健体，粳米补脾益气，适合慢性肾炎患者食用。

【注意事项】阴虚火旺及外感发热者忌服。

扁鹊三豆饮（《本草纲目》）

【功效主治】健脾益肾，利水渗湿。适用于慢性肾炎患者蛋白尿长期不消者。

【食方组成】黑大豆、绿豆、赤小豆各 30g，甘草 10g。

【制作方法】以上食材放入锅中，加水 500mL，煮至熟烂，食豆饮汤，不拘时服。

【食方分析】绿豆清热解毒，利尿；赤小豆消除水肿，解毒排脓；甘草清热解毒，调和诸药，合而用之，对慢性肾炎蛋白尿起到辅助治疗作用。

6. 慢性肾功能衰竭

白术猪肚粥（《中国药膳辨证治疗学》）

【功效主治】健脾补肾。适用于面色无华，少气懒言，腹胀便溏，腰膝酸软者。

【食方组成】白术 10g，槟榔 10g，猪肚 1 只，生姜适量，粳米 100g。

【制作方法】将猪肚洗净，切成小块，与白术、槟榔、生姜同煎煮，去渣取汁，用汁与米煮粥即成。可作晚餐食用。

【食方分析】白术性温，味甘微苦，健脾和胃；槟榔行气消积，与白术、猪肚煮粥食用，则行气不伤正，增强健脾之力；猪肚味甘性微温，补虚损，健脾胃，消食化积，三者同米煮粥，补中益气，健脾和胃。

熟地粥（民间验方）

【功效主治】滋补肝肾。适用于面色萎黄，口干口苦，腰膝酸痛，手足心热，头晕耳鸣，大便干燥者。

【食方组成】熟地黄片 30g，粳米 40g。

【制作方法】熟地黄用纱布包扎放入砂锅内，加水 500mL，浸泡片刻，然后用文火煮沸，待药汁呈棕黄色，渐渐转为慢火，放入粳米煮粥，直至米熟粥稠，去除熟地黄即可。

【食方分析】熟地黄味甘，性微温，质润多液，补血滋阴，生精益髓，与甘平之粳米共煮为粥，既能滋补肝肾，又能健脾和胃。

7. 泌尿系结石

金石赤豆粥（《中国药膳辨证治疗学》）

【功效主治】清热利湿，通淋排石。适用于腹部胀痛，牵引少腹，尿中时夹砂石，小便短数色黄，灼热赤痛者。

【食方组成】金钱草 50g，石韦 15g，赤小豆 30g，粳米 50g。

【制作方法】先将前 2 味水煎取液，后入赤小豆、粳米煮粥。

【食方分析】金钱草、石韦为清热利尿、通淋排石要药，赤小豆利尿化湿，粳米和中养胃，诸药合用，共奏清热化湿、利尿排石之效。

旱莲二金茶（民间验方）

【功效主治】滋阴降火，通淋排石。适用于腰酸耳鸣，头晕目眩，面色潮红，五心烦热，口干，小便艰涩，尿中时夹砂石者。

【食方组成】墨旱莲 15g，金钱草 30g，海金沙 15g，绿茶 2g。

【制作方法】水煎或沸水冲泡代茶饮。

【食方分析】墨旱莲滋阴益肾，凉血止血；金钱草、海金沙清热利水通淋；绿茶清热利尿，诸药合用有滋阴清热、利水通淋之效。

8. 慢性前列腺炎

丹参百合粥（民间验方）

食方组成

【功效主治】清热解毒，活血止痛。适用于少腹、腹股沟、睾丸、会阴部坠胀疼痛不适，腰酸乏力，小便赤涩疼痛，尿血或有血精者。

【食方组成】丹参 30g（君），橘核 30g（臣），黄柏 15g（臣），百合 30g，粳米 100g（臣），盐 1g，冰糖适量。

【制作方法】丹参、橘核、黄柏洗净，入锅煎 30 分钟去渣。百合、粳米洗净入锅，加药汤、少许清水烧开，中小火煮成粥，加盐、冰糖，待冰糖煮化即可。

【食方分析】丹参活血祛瘀、通经止痛、凉血消痈，橘核理气、散结、止痛，黄柏清热燥湿、泻火解毒、清下焦湿热，三药合用共收清热解毒、活血止痛之功。

猪肾核桃粥（《中国药膳辨证治疗学》）

【功效主治】补肾壮阳，除烦止渴。适用于畏寒肢冷，腰膝酸软，阳痿、遗精、早泄，眩晕耳鸣，面色少华，小便淋沥，精浊溢出者。

【食方组成】猪肾 1 对，人参 1.5g，防风 1.5g，葱白 2 根，核桃肉 2 枚，粳米适量。

【制作方法】将猪肾去白膜洗净，切细片，再同人参、防风、葱白、核桃肉、粳米同煮粥即成。每日 1 次，连服 10 天。

【食方分析】猪肾味咸性平，补肾壮阳；人参甘微苦，性平，大补元气，固脱生津，安神；防风、葱白味辛性温，发表通阳，解毒调味；核桃肉补肾壮阳；粳米甘平，健脾养胃，除烦止渴，共奏补肾壮阳之效。

六、化疗后养护

芪斛猪红汤（朱向东经验方）

食方组成

【功效主治】补脾益气，调和营卫。适用于癌症化疗后身体虚弱，气短乏力，食少便溏，面色萎黄者。

【食方组成】生黄芪 30g（君），女贞子 20g（君），石斛 30g（臣），猪血 200g（臣），菜心 50g，清汤适量，花椒 1.5g，葱段 10g，姜片 5g，蒜片 5g，料酒 10g，白糖 3g，胡椒粉 2g，味精 2g，油、盐适量。

【制作方法】生黄芪、女贞子、石斛洗净入锅，水煎 30 分钟去渣。锅内加油放入花椒、葱段、姜片、蒜片炸黄捞出备用。菜心洗净焯水，猪血冲洗后切成长方块。锅内加水烧开加料酒，放血块焯水，另起锅加清汤、血块、药汤，烧开，撇去浮沫，加料酒、白糖、盐，中小火煮 15 分钟左右，投入菜心、胡椒粉、味精调味，淋葱姜油即可。

【食方分析】黄芪味甘能补，性温能升，为补气升阳之要药，对于癌症化疗后体弱，脾气亏虚，气短乏力，食少便溏，面黄食少等症状具有良好的缓解作用。配以女贞子、石斛、猪血滋补肝肾，益阴培本，养血生津，与生黄芪相合，对化疗所导致的气血营卫亏虚具有一定的补益作用。且现代药理研究表明，女贞子具有一定的抗癌作用，生黄芪、石斛可提高人体免疫系统能力。

第二节　常见妇科病症

一、月经病症

1. 阴虚血少

红杞田七鸡（民间验方）

【功效主治】补虚益血。适用于体虚血少，产后血虚及久病体虚者。

【食方组成】枸杞子 15g，三七 10g，肥母鸡 1 只，猪瘦肉 100g，小白菜心 250g，面粉 150g，黄酒 30g，生姜 20g，葱白 30g。

【随症加减】体虚无力者加党参、黄芪各 30g，面白无华者加熟地黄、当归各 30g。

【制作方法】将鸡宰杀处理后冲洗干净，枸杞洗净，猪肉剁茸，小白菜用开水烫后剁碎，面粉用水和成面团，葱姜洗干净后，葱切成碎末，姜切成片。先炖鸡，再把枸杞子、三七、姜片、葱段放入鸡腹内，倒入黄酒，最后把三七粉撒在鸡脯上，炖煮 2 小时即可。

【食方分析】方中枸杞子味甘性平，归肝、肾经，有滋补肝肾、益精明目之效。三七味甘苦，性温，功能化瘀止血，活血定痛。肥母鸡乃血肉之品，为补血之佳品。生姜味辛性微温，归肺、脾、胃经，主温中。诸药相配共奏补虚益血之功效。用于阴虚血少所致的月经病症。

【注意事项】瘀血阻滞者慎用，症状加重者需及时就医。

2. 瘀血阻滞

桃仁粥（《多能鄙事》）

【功效主治】活血通经，祛瘀止痛。适用于瘀血停滞所引起的妇女血滞，经闭痛经，产后瘀阻腹痛，跌打损伤，瘀血肿痛。

【食方组成】桃仁 15g，粳米 100g。

【随症加减】疼痛明显加延胡索 10g；胁肋疼痛加川芎、红花等 3~6g。

【制作方法】先把桃仁捣烂如泥，加水研汁去渣，同粳米煮为稀粥。

【食方分析】方中桃仁味甘、苦，性平，归心、肝、大肠经，为瘀血阻滞之要药，加粳米制粥护胃气。用于瘀血阻滞的月经病症。

【注意事项】体弱者慎用，症状加重者需及时就医。

二、绝经前后诸证

合欢甘麦大枣粥（《治病有方》）

【功效主治】宁心安神，柔肝缓急，解郁除烦。

【食方组成】合欢皮 15g，小麦 50g，大枣 7 枚，炙甘草 10g，粳米

50g，蜂蜜适量。

【随症加减】头痛，心烦意乱者加人参、麦冬；眼睛赤痛，发止不定，发时白睛淡红者加白芍；心烦失眠严重者加麦冬12g，鲜竹叶心30条，丹参12g，百合10g；心悸怔忡严重者加丹参12g，茯神15g，潞党参25g（或用汤药送服中成药归脾丸）；易怒烦热者加香附12g，素馨花7.5g，川楝子15g。

【制作方法】先将合欢皮、甘草煎去渣，后入粳米、小麦、大枣同煮为粥。每日2次，空腹食用。

【食方分析】方中人参、小麦、大枣、炙甘草甘温补中以助生化之源，使气血充裕，阴平阳秘，寒热无由生。配粳米、蜂蜜，具有养阴生津、除烦止渴、健脾胃、补中气的功效。

【注意事项】重症还需前往医院治疗。

三、带下病症

1. 湿热带下

薏米芡实粥（民间验方）

【功效主治】清热利湿，收涩止带。适用于湿热带下，症见妇女带下赤黄白带较多。

【食方组成】薏苡仁100g，芡实100g，大米适量，食盐少许。

【随症加减】黄带较多者加黄柏、车前子等3~5g；白带较多者加泽泻、厚朴3~5g；素体虚弱者可加黄芪、大枣5~20g。

【制作方法】将薏苡仁、芡实、大米洗净，放入砂锅内，加适量水，武火烧沸后用文火煮成粥，加油、盐调味食用。

【食方分析】方中薏苡仁味甘、淡，性凉，归肺、胃、脾经，有利水渗湿、健脾除痹之效；芡实味甘、涩，性平，归心、脾、肾经，益肾固精，除湿止带，健脾止泻，主治湿热带下证。

【注意事项】脾虚带下者慎用，症状加重者需及时就医。

2. 脾虚带下

人参山药白术羊肉汤（民间验方）

【功效主治】补脾益气，化湿止带。适用于脾胃气虚，湿浊带下证，症见带下色白清稀，肢体倦怠，大便溏薄，舌苔淡白。

【食方组成】人参 20g，山药、白术各 15g，新鲜连根葱白 2 根，生姜 3 大片，食盐少许。

【随症加减】胸胁疼痛加香附、川芎等 3~5g；腰膝酸软加菟丝子、杜仲 3~5g；若带下量多可加龙骨、牡蛎 5~20g。

【制作方法】将羊肉洗净，切成块，开水焯过，倒入砂锅，武火烧沸后用文火煮 2 分钟，加入人参、山药、适量食盐，放入葱白、生姜，继续煮至羊肉熟烂即可。

【食方分析】方中人参味甘、微苦，性温，归肺、脾、心、肾经，大补元气，补脾益肺，生津止渴，为补元气之要药。山药味甘，性平，归肺、脾、肾经，益气养阴，补脾肺肾，固精止带；白术味甘、苦，性温，补气健脾，燥湿利水；羊肉血肉温热之品，温中散寒。适用于脾气虚弱，中焦气虚所致的带下量多。

【注意事项】湿热带下者忌用，症状加重者需及时就医。

四、妊娠产后病症

1. 妊娠病症

人参乌鸡汤（《甘肃药膳集锦》）

【功效主治】补气生津，养血安胎。

【食方组成】乌鸡 2 只，人参 20g，葱姜适量。

【随症加减】体虚无力者加党参、黄芪各 15g；心悸失眠加酸枣仁、柏子仁各 10g。

【制作方法】将收拾干净的乌鸡切成方块，放入砂锅内，加清水、葱姜、盐，用文火煨 3 个小时，至汤浓，加入人参，放置火上烧开，沸腾后转文火慢慢炖，待鸡肉嫩烂，人参松软即可。

【食方分析】方中人参，大补元气，补脾益肺，为补元气之要药，加乌鸡血肉之品气血双补。用于气血不足，胎动不安。

【注意事项】本品为大补之品，青壮年慎用。

2. 产后病症

春笋鲫鱼汤（民间验方）

【功效主治】健脾祛湿，开胃益气，还有疏通乳汁、减轻水肿的作用。适合产后食用。

【食方组成】鲜竹笋60g，鲜鲫鱼1条（约250g），小葱、生姜、料酒、植物油、精盐、胡椒粉各适量。

【随症加减】寒多者，加重生姜的用量；汤中加几片火腿，能提鲜，不过火腿很咸，故不宜放太多，且不用再放盐。

【制作方法】春笋剥去皮，切去老根，切成丝，用开水烫2分钟以去除涩味；鲫鱼收拾干净，涂抹料酒去腥；锅烧热倒入油，待油八成热时，下入姜片稍炸，随即放入擦干的鲫鱼煎制，然后倒入笋丝、葱结，并加入水2碗；盖上锅盖烧开，中小火炖20分钟；最后调入盐、鸡精，撒入葱花即可。

【食方分析】每100g鲫鱼肉含蛋白质13g，脂肪11g，并含有大量的钙、磷、铁等矿物质。其味甘性温，入胃、肾经，具有和中补虚、除湿利水、温胃进食、补中生气之功效。春笋含有丰富的氨基酸、维生素，有宁神健体的功效，还有助于增强机体免疫力。

【注意事项】鲫鱼汤可与番茄、蘑菇、小青菜搭配，均衡营养，但不宜放荠菜、冬瓜、山药，因为这三种菜与鲫鱼相克。肾结石者、食道静脉曲张者、消化道溃疡及出血者、过敏体质者都不宜多吃竹笋。春笋不宜长期食用。

第三节　儿科常见病症

一、小儿食积腹泻

山楂神曲粥（民间验方）

【功效主治】健脾益胃，消食止泻。适用于消化不良，腹痛腹泻等病症。

【食方组成】山楂20g，神曲15g，粳米60g，红糖少许。

【随症加减】腹胀明显加陈皮、麦芽等 3~5g；腹泻严重者加白术、茯苓等 3~6g。

【制作方法】将山楂、神曲洗干净后捣碎，入砂锅煎取药汁，取汁去渣，将洗净的粳米倒入砂锅内，加水煮开后，再倒入药汁煮成稀粥，加红糖，趁热服用。

【食方分析】方中山楂味酸、甘、苦，性温，是消食化积、行气散瘀之佳品。神曲甘辛温，消食和胃，加粳米、红糖制粥能护胃益气，用于食滞脾胃引起的食积腹泻。

【注意事项】此粥为消食保健粥，大小儿童均可食用。

二、小儿食积发热

薏米胡萝卜粥（民间验方）

【功效主治】可消积滞、化痰热、下气贯中、解毒，用于食积胀满、小便不利等症。这道粥具有健脾化滞的功效，适合消化不良、咳嗽发热者食用。

【食方组成】薏苡仁 50g，大米 100g，胡萝卜半根。

【随症加减】消化严重不良的小儿加鸡内金烤黄，研细末，每次 1g，每天 2~3 次，开水冲服，或者用小青藤香 6g，煎水服，1 日 2 次。

【制作方法】薏苡仁、大米一起提前浸泡 3 小时，胡萝卜切小块，与两种米同煮粥，粥成慢食。

【食方分析】胡萝卜性凉，味辛、甘，入肺、胃二经，可消积滞、化痰热，用于食积胀满、小便不利等症；大米健脾益气养胃；薏苡仁清肺肠热。

【注意事项】半岁以内婴儿发高热时一般不打退热针，不服退热药，最佳降温方法是温水擦浴，即洗个温水澡。紧急处理后，视儿童精神状态，若精神不佳，及时就医。

三、小儿咳喘

百合杏仁炖梨汤（《药膳食疗研究》）

【功效主治】润肺化痰止咳。适用于痰湿内阻引起的咳嗽、痰多等症。

【食方组成】鲜百合 30g，杏仁 3g，鲜梨 2 个，冰糖少许。

【随症加减】咽痛者加玄参、金银花等 3~5g；咳嗽痰多加桔梗、生甘草等 3~6g。

【制作方法】百合、杏仁、梨淘洗干净备用。先加适量水，用砂锅煎煮梨 5 分钟，去渣取汁。百合、杏仁倒入梨汁内，武火烧沸后调文火煮熟，待百合、杏仁软烂时加入冰糖。早晚温服，食 2~3 日。

【食方分析】方中百合味甘，性微寒，为养阴润肺之要药，杏仁味苦性温，止咳平喘。加梨、冰糖制粥既能促进润肺化痰，又能增加口感，便于小儿服用。

【注意事项】杏仁有小毒，小儿不宜过量使用。

四、小儿感冒

生姜苏梗汤（《小儿药膳食疗》）

【功效主治】行气和胃，消食止呕。适用于小儿感冒见消化不良、呕吐。

【食方组成】生姜 9g，苏梗 9g，陈皮 6g，山楂 6g。

【随症加减】可加入适量黄芩、黄连清利湿热，人参、干姜温中健脾。

【制作方法】将方中各味共置砂锅中，沸水浸泡 10 分钟后，再加热至沸，滤去残渣，加白糖、食盐各少许即可。

【食方分析】生姜入药有"呕家圣药"之称，被李时珍誉为"和中"之品；苏梗为紫苏之茎，有散风寒、行气宽中之功，中医多用其治疗脘腹胀满；陈皮是一种调理脾胃功能的良药；山楂为消食化积之品，有良好的助消化、增进食欲作用。本方将四味相配，集散邪、行气、降逆、和胃、消食、止呕等功能于一体，能多环节调节患儿的消化系统功能。故凡因感冒而出现消化系统功能紊乱，见食欲不振、消化不良、恶心呕吐、大便不调等表现的患儿，皆可选用本方。

【注意事项】一定要注意紫苏梗的质量，紫苏梗的杂质有副作用，如恶心头疼、呕吐腹泻。

五、小儿疳积

栗子山药姜枣粥（《中国药膳大全》）

【功效主治】对儿童腹泻有较好的食疗作用。

【食方组成】栗子、红枣各30g，山药60g，生姜6g，大米100g，红糖适量。

【制作方法】栗子剥壳去衣膜，洗净；红枣洗净，去核；山药洗净，去皮，切块；生姜洗净，切片；大米适量，用清水洗净。煲锅置火上，加入适量清水，放入栗子肉、红枣、山药块、生姜片、大米煮成粥。粥成后加入红糖搅匀即可。

【食方分析】栗子、大米可辅助治疗腹泻；山药健脾，补肺，固肾，益精，治脾虚泄泻、久痢等。

【注意事项】适合1岁以上的儿童食用。注意适当补充液体，最好喂淡盐水。忌食刺激性食物。

参考文献

［1］冯胜利. 甘肃药膳集锦［M］. 兰州：甘肃科学技术出版社，2016.

［2］龚廷贤. 万病回春（中医临床必读丛书）［M］. 北京：人民卫生出版社，2011.

［3］赵佶，郑金生，汪惟刚，等. 圣济总录［M］. 北京：人民卫生出版社，2013.

［4］孙振杰，时霄霄，宋淑平. 济众新编释［M］. 北京：中医古籍出版社，2007.

［5］秋本田纪子. 家庭药膳（精美可口益于健康）［M］. 济南：山东科学技术出版社，2006.

［6］忽思慧. 饮膳正要［M］. 南京：江苏广陵书社. 2010.

［7］王怀隐. 太平圣惠方［M］. 北京：人民卫生出版社，2016.

［8］郑敏宇. 呼吸道疾病与食疗［M］. 北京：科学出版社，2016.

［9］刘云丽. 全家人都爱的美味营养粥［M］. 北京：中国纺织出版社，2012.

［10］俞小平，黄志杰. 中国益寿食谱［M］. 北京：科学技术文献出版社，2002.

［11］徐光炜，杨秉辉. 大众医学［M］. 上海：上海科学技术出版社，2017.

［12］张杰. 胃肠病药膳良方［M］. 北京：人民卫生出版社，2003.

［13］刘文. 百病食疗［M］. 北京：民主与建设出版社，2005.

［14］高新彦. 内分泌代谢病药膳良方［M］. 北京：人民卫生出版社，2002.

［15］连汝安. 中华药膳宝典［M］. 北京：北京工业大学出版社，2000.

［16］李白冬，李雪梅. 骨质疏松患者补钙食谱［M］. 北京：学苑出版社，2001.

［17］周文泉. 中国药膳辨证治疗学［M］. 北京：人民卫生出版

社，2002.

[18] 龚勋．菜谱大全［M］．昆明：云南教育出版社，2010.

[19] 虞航．美食天下［M］．沈阳：辽宁科学技术出版社，2012.

[20] 瑶卿．药粥治病养生777方［M］．南昌：江西科学技术出版社，2000.

[21] 冷方南．中华临床药膳食疗学［M］．北京：人民卫生出版社，2000.

[22] 邱伟哲，张嘉侃，罗姮好．健康与生活［M］．北京：学林出版社，2008.

[23] 范文昌，梅全喜，葛虹．中医药膳食疗［M］．北京：化学工业出版社，2017.

[24] 夏长春．壮骨强身科学保健滋补食谱［M］．呼和浩特：远方出版社，2009.

[25] 姜梅芳．食疗与养生精选［M］．北京：华艺出版社，2003.

[26] 张凤梅．生活与健康［M］．北京：中国人口出版社，2016.

[27] 刘莹．家庭养生偏方精选［M］．上海：上海科学普及出版社，2018.

[28] 刘承启．四季养生与食疗［M］．北京：中国物价出版社，2006.

[29] 北京中医医院．赵炳南临床经验集［M］．北京：人民卫生出版社，2006.

[30] 膳书堂文化．中医食疗药膳［M］．北京：中国画报出版社，2008.

[31] 张会明，焦万田．高血压合理用药与调养［M］．北京：金盾出版社，2016.

[32] 崔军，于向东．中风恢复期的药膳食疗［J］．中国食物与营养，2001（5）：42-45.

[33] 梅园，刘月萍．胃病的治疗与调养［M］．上海：上海科学技术文献出版社，2018.

[34] 张晓天，呼怡媚．失眠体质养生指导［M］．北京：科学出版社，2017.

[35] 孙文婷．药膳汤膳粥膳［M］．南昌：江西科学技术出版社，2015.

[36] 谭兴贵．中医药膳与食疗［M］．北京：中国中医药出版社，2009.